新文京開發出版股份有限公司

NEW WCDP

新世紀・新視野・新文京—精選教科書・考試用書・專業參考書

New Wun Ching Developmental Publishing Co., Ltd.

New Age · New Choice · The Best Selected Educational Publications — NEW WCDP

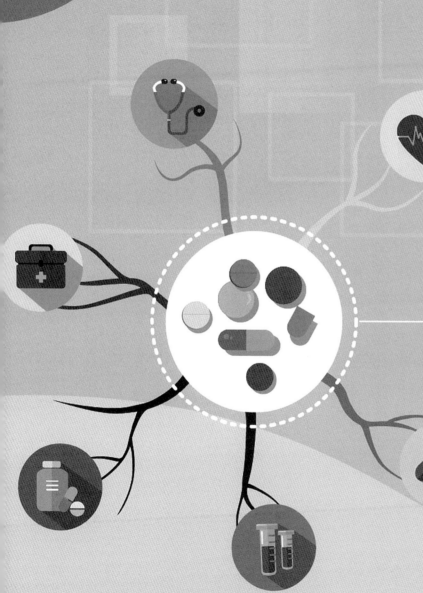

藥理學

總複習 心智圖解析

林玫君 / 陳姮蓉 編著

MIND MAPS IN PHARMACOLOGY

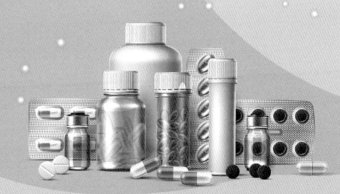

編著者簡介 / About the Authors

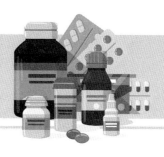

林玫君

學歷

英國愛丁堡 Napier 大學 護理哲學 博士

經歷

耕莘健康管理專科學校 護理科 主任

現任

耕莘健康管理專科學校 學務主任

陳姮蓉

學歷

高雄醫學大學 醫學研究所 碩士

嘉義大學 食品科學研究所 博士

現任

崇仁醫護管理專科學校 護理科 助理教授

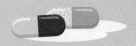

符號提示：

- ⬆ 增加
- ⬇ 下降
- ★ 重點 / 常考
- ✚ 興奮
- ━ 抑制
- ✖ 避免
- ✔ 可以
- ❗ 注意
- ⓘ 資訊
- ↻ 重置 / 重整

常見醫學縮寫：

5-HT	血清素
ACh	乙醯膽鹼
AChE	乙醯膽鹼脂酶
ACTH	腎上腺皮促素
ADH	抗利尿激素
Ag I	血管收縮素 I
Ag II	血管收縮素 II
AMI	急性心肌梗塞
AMPA	α- 氨基 -3- 羥基 - 5- 甲基 -4- 異惡唑丙酸
AP	動作電位
ATP	腺苷三磷酸
AV	房室結
BBB	血腦障壁
BP	血壓
BPH	前列腺肥大
BZD	苯二氮平類
cAMP	環腺苷酸
cGMP	環磷酸鳥苷
CHF	鬱血性心衰竭
CNS	中樞神經系統
CO	心輸出量
CO_2	二氧化碳
CRH	皮質促素釋放激素
CSF	腦脊髓液
CV	心血管系統
DA	多巴胺
DHT	二氫睪酮
Dx	診斷
Epi	腎上腺素

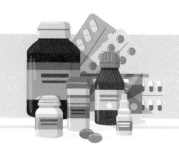

EPS	錐體外症候群
FSH	濾泡刺激素
G(-)	革蘭氏陰性菌
G(+)	革蘭氏陽性菌
GH	生長素
GI	腸胃系統
GIP	多胜肽
GLP-1	升糖素類似胜肽
GnRH	性促素
H/T	高血壓
HDL	高密度脂蛋白
HP	幽門螺旋桿菌
HR	心跳
IICP	顱內壓升高
LDL	低密度脂蛋白
LH	黃體生成素

LT(s)	白三烯素
MAC	最低肺泡濃度
MG	重症肌無力
MRSA	抗藥性金黃色葡萄球菌
-N	- 神經
NE	正腎上腺素
NO	一氧化亞氮
PDE-3	第三型磷酸二酯酶
PG	前列腺素
PH	酸鹼值
PPARγ	過氧化體增殖劑激活受體
PRP	對 Penicillin 具抗藥性之肺炎雙球菌
PSVT	陣發性心室上搏動過速
QD	每日一次
SA	竇房結

TG	三酸甘油酯
TRH	甲促素釋放激素
TSH	甲狀腺促素
VLDL	極低密度脂蛋白
VRE	對 Vancomycin 具抗藥性之腸球菌

目 錄 / Contents

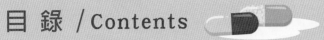
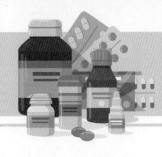

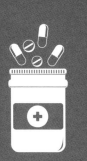

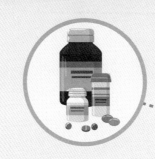

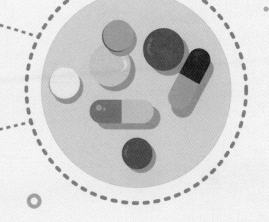

CHAPTER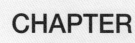

自主神經系統藥物

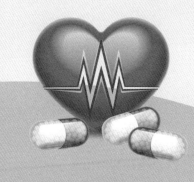

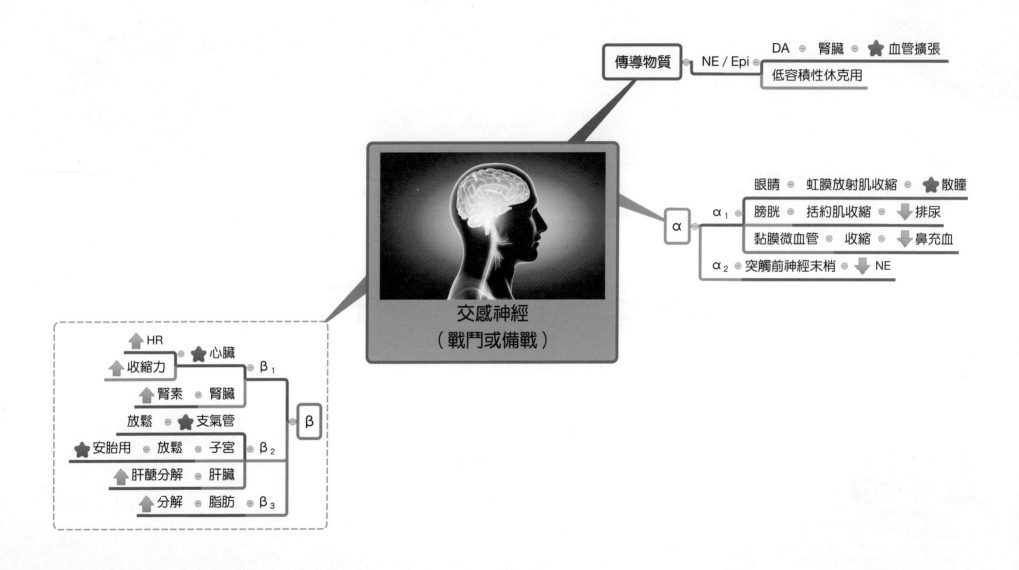

傳導物質 — NE / Epi — DA ⊖ 腎臟 ⊖ ★ 血管擴張
　　　　　　　　　　　低容積性休克用

交感神經
（戰鬥或備戰）

α — α₁ — 眼睛 ⊖ 虹膜放射肌收縮 ⊖ ★ 散瞳
　　　　　膀胱 ⊖ 括約肌收縮 ⊖ ⬇ 排尿
　　　　　黏膜微血管 ⊖ 收縮 ⊖ ⬇ 鼻充血
　　 α₂ ⊖ 突觸前神經末梢 ⊖ ⬇ NE

β — β₁ — ⬆ HR ⊖ ★ 心臟
　　　　　⬆ 收縮力
　　　　　⬆ 腎素 ⊖ 腎臟
　　 β₂ — 放鬆 ⊖ ★ 支氣管
　　　　　★ 安胎用 ⊖ 放鬆 ⊖ 子宮
　　　　　⬆ 肝醣分解 ⊖ 肝臟
　　 β₃ — ⬆ 分解 ⊖ 脂肪

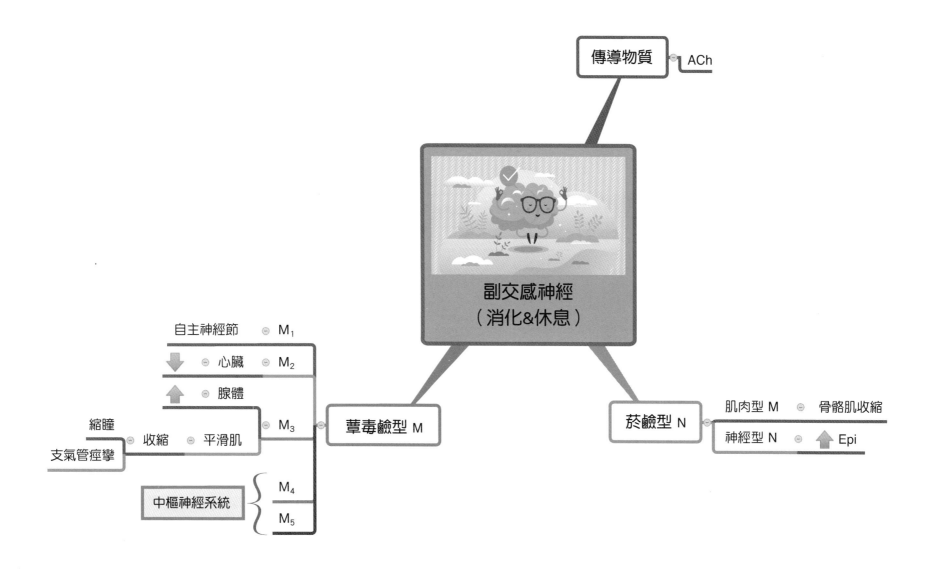

傳導物質 ─ ACh

副交感神經
（消化&休息）

自主神經節　⊖　M_1

⬇　⊖　心臟　M_2

⬆　⊖　腺體

縮瞳
　　　收縮　⊖　平滑肌　M_3
支氣管痙攣

中樞神經系統 ｛ M_4 / M_5

⊖　蕈毒鹼型 M

菸鹼型 N　⊖

肌肉型 M　⊖　骨骼肌收縮

神經型 N　⊖　⬆ Epi

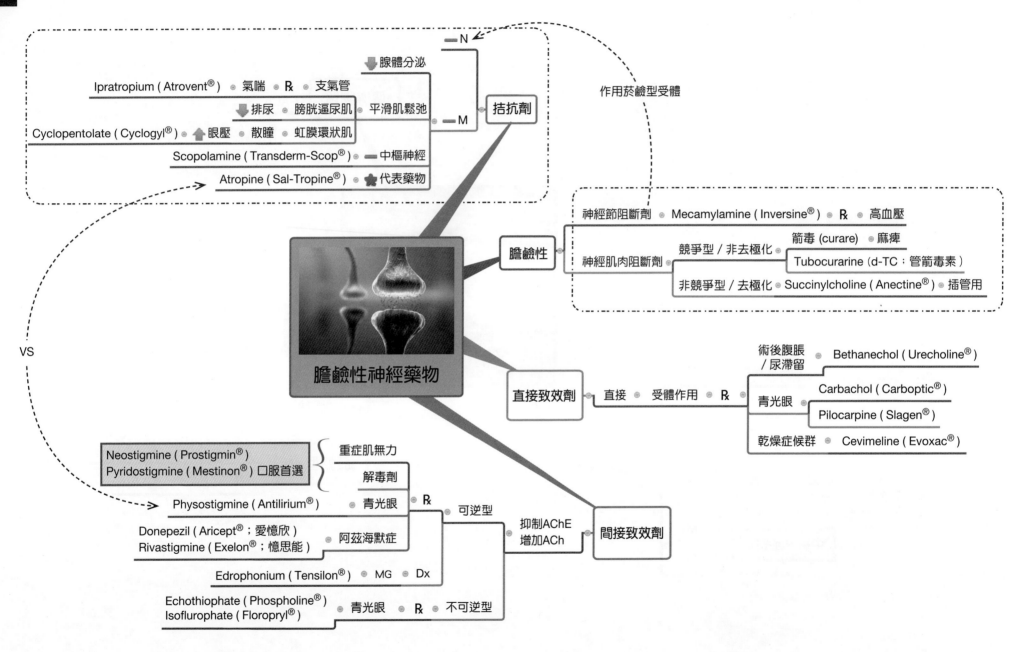

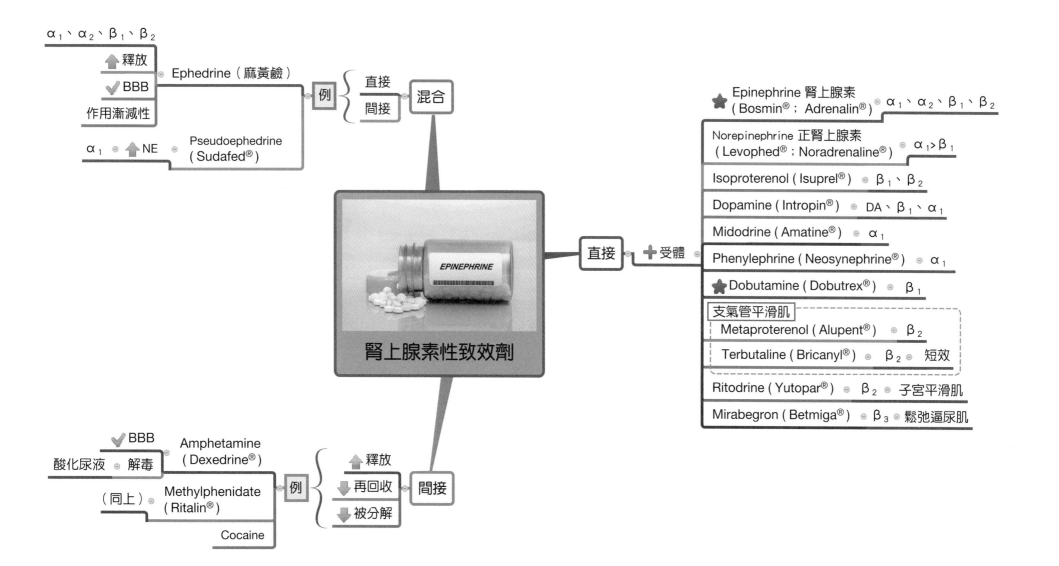

α_1、α_2、β_1、β_2

⬆ 釋放

✔ BBB — Ephedrine（麻黃鹼）

作用漸減性

α_1 ⊙ ⬆ NE ⊙ Pseudoephedrine（Sudafed®）

例 { 直接 / 間接 } → 混合

★ Epinephrine 腎上腺素（Bosmin®；Adrenalin®）⊙ α_1、α_2、β_1、β_2

Norepinephrine 正腎上腺素（Levophed®；Noradrenaline®）⊙ $\alpha_1 > \beta_1$

Isoproterenol（Isuprel®）⊙ β_1、β_2

Dopamine（Intropin®）⊙ DA、β_1、α_1

Midodrine（Amatine®）⊙ α_1

Phenylephrine（Neosynephrine®）⊙ α_1

★ Dobutamine（Dobutrex®）⊙ β_1

支氣管平滑肌
  Metaproterenol（Alupent®）⊙ β_2
  Terbutaline（Bricanyl®）⊙ β_2 ⊙ 短效

Ritodrine（Yutopar®）⊙ β_2 ⊙ 子宮平滑肌

Mirabegron（Betmiga®）⊙ β_3 ⊙ 鬆弛逼尿肌

直接 ⊙ ➕受體

腎上腺素性致效劑

EPINEPHRINE

✔ BBB — Amphetamine（Dexedrine®）

酸化尿液 ⊙ 解毒

（同上）⊙ Methylphenidate（Ritalin®）

Cocaine

例 { ⬆ 釋放 / ⬇ 再回收 / ⬇ 被分解 } → 間接

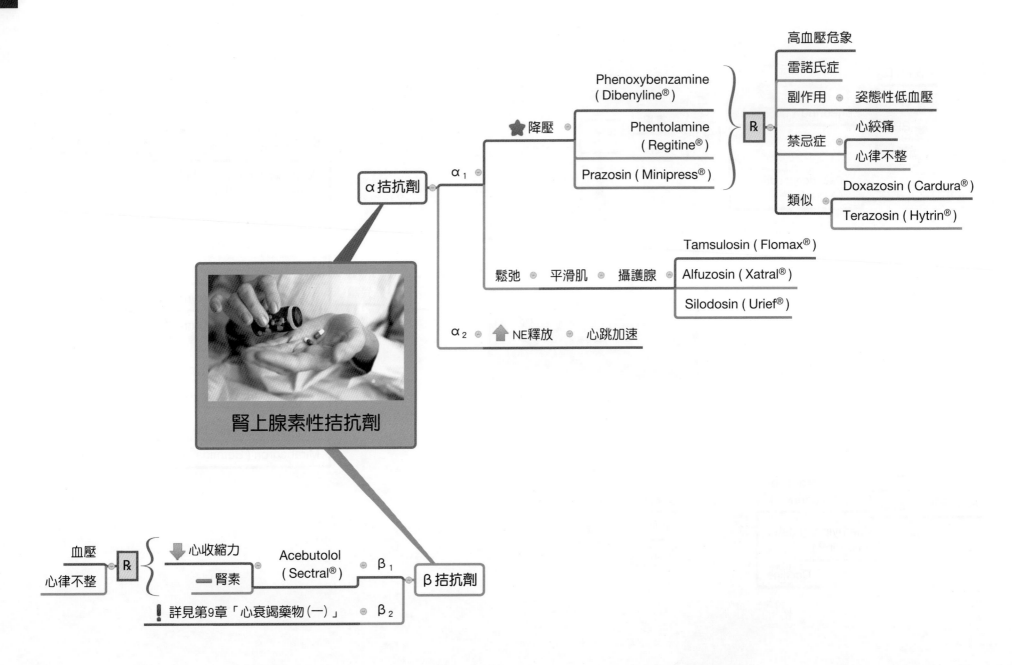

α 拮抗劑

α₁

⭐ 降壓

Phenoxybenzamine
(Dibenyline®)

Phentolamine
(Regitine®)

Prazosin (Minipress®)

℞

高血壓危象

雷諾氏症

副作用 ── 姿態性低血壓

禁忌症

心絞痛

心律不整

類似

Doxazosin (Cardura®)

Terazosin (Hytrin®)

鬆弛 ⊙ 平滑肌 ⊙ 攝護腺

Tamsulosin (Flomax®)

Alfuzosin (Xatral®)

Silodosin (Urief®)

α₂ ⊙ ⬆ NE釋放 ⊙ 心跳加速

腎上腺素性拮抗劑

血壓

心律不整

℞

⬇ 心收縮力

── 腎素

Acebutolol
(Sectral®)

β₁

β 拮抗劑

❗ 詳見第9章「心衰竭藥物(一)」 ⊙ β₂

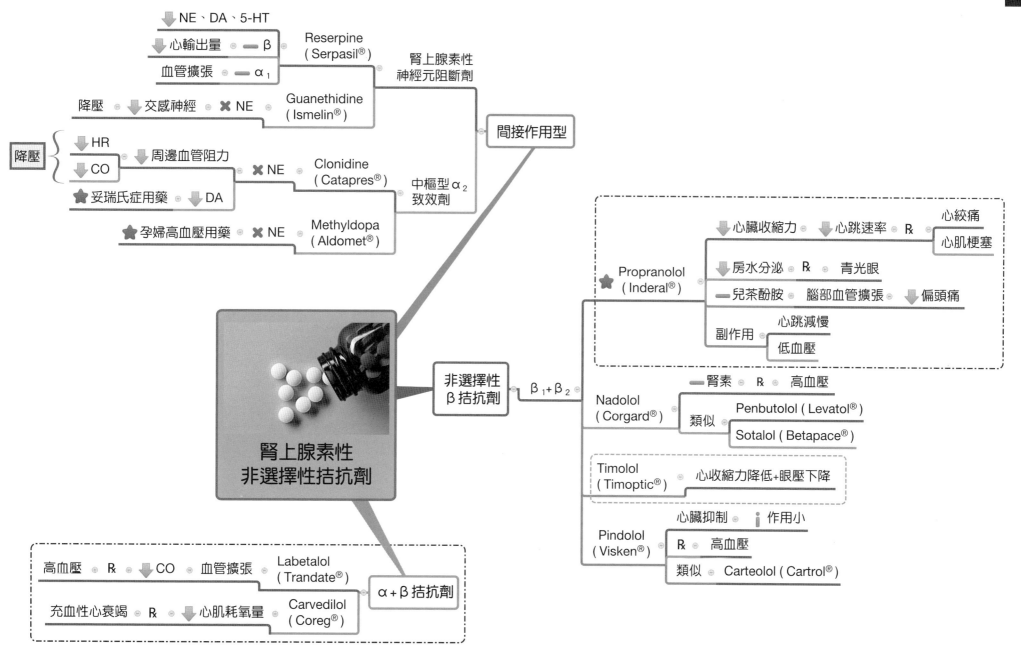

⬇ NE、DA、5-HT

⬇ 心輸出量 ━ β

血管擴張 ━ α₁

Reserpine
(Serpasil®)

腎上腺素性
神經元阻斷劑

降壓 ⊙ ⬇交感神經 ✖ NE

Guanethidine
(Ismelin®)

降壓 { ⬇ HR
⬇ CO

⬇ 周邊血管阻力

✖ NE

Clonidine
(Catapres®)

中樞型 α₂
致效劑

間接作用型

⭐ 妥瑞氏症用藥 ⬇ DA

⭐ 孕婦高血壓用藥 ✖ NE

Methyldopa
(Aldomet®)

腎上腺素性
非選擇性拮抗劑

非選擇性
β 拮抗劑

β₁+β₂

⭐ Propranolol
(Inderal®)

⬇心臟收縮力 ⊙ ⬇心跳速率 ⊙ Rx

心絞痛

心肌梗塞

⬇ 房水分泌 ⊙ Rx ⊙ 青光眼

━ 兒茶酚胺 ⊙ 腦部血管擴張 ⊙ ⬇偏頭痛

副作用 { 心跳減慢

低血壓

Nadolol
(Corgard®)

━ 腎素 ⊙ Rx ⊙ 高血壓

類似 { Penbutolol (Levatol®)
Sotalol (Betapace®)

Timolol
(Timoptic®)

⊙ 心收縮力降低+眼壓下降

Pindolol
(Visken®)

心臟抑制 ⊙ ❗作用小

Rx ⊙ 高血壓

類似 ⊙ Carteolol (Cartrol®)

高血壓 ⊙ Rx ⊙ ⬇CO ⊙ 血管擴張 ⊙

Labetalol
(Trandate®)

α + β 拮抗劑

充血性心衰竭 ⊙ Rx ⊙ ⬇心肌耗氧量 ⊙

Carvedilol
(Coreg®)

課後複習

1. 治療重症肌無力 (myasthenia gravis) 之首選藥物為何？

   (A) Neostigmine
   (B) Bethanechol
   (C) Donepezil
   (D) Physostigmine

2. 下列何種藥物對於尼古丁及蕈毒鹼受體 (muscarinic receptor) 皆有作用，臨床上通常局部使用於眼睛製劑？

   (A) Atropine
   (B) Carbachol
   (C) Acetylcholine
   (D) Bethanechol

3. 下列何種藥物不適用於青光眼治療？

   (A) Pilocarpine
   (B) Timolol
   (C) Acetazolamide
   (D) Atropine

4. 下列引起骨骼肌鬆弛的藥物，何者是作用於骨骼肌減少 sarcoplasmic reticulum 釋放出鈣離子？

   (A) Diazepam
   (B) Dantrolene
   (C) Succinylcholine
   (D) Atracurium

5. 治療過敏性休克 (anaphylactic shock) 的首選藥物為何？

   (A) Epinephrine
   (B) Isoproterenol
   (C) Dobutamine
   (D) Sotalol

6. 下列何種副交感神經藥物不用於治療重症肌無力 (myasthenia gravis)？

   (A) Neostigmine
   (B) Bethanechol
   (C) Pyridostigmine
   (D) Ambenonium

7. 有關乙醯膽鹼作用劑之作用，下列敘述何者錯誤？

(A) 刺激腸胃道分泌

(B) 增加支氣管分泌

(C) 增加逼尿肌張力

(D) 刺激睫狀肌舒張

8. 下列何者是骨骼肌僵硬產生高熱的解藥？

(A) Succinylcholine

(B) Tubocurarine

(C) Dantrolene

(D) Diazepam

9. 有關 antimuscarinic drugs 作用之敘述，下列何者正確？

(A) 促進腸胃道蠕動

(B) 散瞳

(C) 治療廣角型青光眼

(D) 促進排尿作用

10. 使用下列何種骨骼肌鬆弛劑，會先產生短暫的肌束顫動 (fasciculations)？

(A) Tubocurarine

(B) Succinylcholine

(C) Dantrolene

(D) Diazepam

11. Tubocurarine 的骨骼肌鬆弛作用，可被下列何藥減弱？

(A) Propranolol

(B) Neostigmine

(C) Atropine

(D) Prazosin

12. 有些人為了消除臉上皺紋，會要求醫師為其注射肉毒桿菌素 (botulinum toxin)。利用肉毒桿菌素消除皺紋的藥理機制為何？

(A) 使皺紋部位的細胞內骨架收縮，皮膚拉平

(B) 加速皺紋部位的新陳代謝，清除多餘脂肪

(C) 阻斷骨骼肌細胞粒線體的氧化磷酸化反應

(D) 抑制皺紋部位運動神經末梢釋放乙醯膽鹼

13. 下列何者對中樞神經系統中乙醯膽鹼酯酶 (acetylcholinesterase) 活性的影響最小？

(A) Neostigmine
(B) Physostigmine
(C) Rivastigmine
(D) Galantamine

14. 下列何種膽鹼性致效劑 (cholinergic agonists)，較適用於治療青光眼？

(A) Bethanechol
(B) Pilocarpine
(C) Neostigmine
(D) Pyridostigmine

15. 林先生因誤食農藥巴拉松 (parathion) 而被送醫急救，當抵達急診室時，林先生已出現意識模糊、瞳孔縮小、全身輕微抽搐等症狀，此時，進行下列何種處置最適當？

(A) 應先採血送驗，確認生化值後再給藥救治

(B) 因已意識模糊，應先注射 Epinephrine 以防休克

(C) 應先注射 Pralidoxime 及 Atropine

(D) 應先注射 Tubocurarine 以防橫膈痙攣

16. 下列有關腎上腺素 (Epinephrine) 的敘述，何者正確？

(A) 是一種內生性的蛋白質，主要由腎上腺髓質所分泌

(B) 在低劑量時，主要呈現 α 腎上腺素受體 (α adrenergic receptor) 的效應

(C) 是治療第一型過敏反應 (type I hypersensitivity reaction) 的首選用藥

(D) 會活化肝臟的 α_2 腎上腺素受體 (α_2 adrenergic receptor) 而減少肝醣分解

17. 下列何者為 Succinylcholine 的副作用？

(A) 體溫過低 (hypothermia)
(B) 呼吸暫停 (apnea)
(C) 低血鉀 (hypokalemia)
(D) 偏頭痛 (migraine)

18. 下列何者擬腎上腺素 (sympathomimetic) 藥物不具有 β_2 受體選擇性？

(A) Terbutaline

(B) Fenoterol

(C) Salbutamol

(D) Dobutamine

19. 下列何者為 Pilocarpine 的拮抗劑？

(A) Atropine

(B) Terazosin

(C) Butoxamine

(D) d-Tubocurarine

20. 下列何種藥物最常用來治療良性前列腺肥大症 (benign prostatic hyperplasia)？

(A) Phenylephrine

(B) Phentolamine

(C) Dobutamine

(D) Tamsulosin

21. 在藥物作用於受體層次上，重複給予下列何者藥物，不會造成 β-腎上腺素受體去敏感性？

(A) Propranolol

(B) Terbutaline

(C) Norepinephrine

(D) Isoproterenol

22. 下列何種擬交感神經作用劑 (sympathomimetics) 可散瞳，用於眼底檢查？

(A) Phenylephrine

(B) Clonidine

(C) Albuterol

(D) Fenoldopam

23. 下列何者不是 Physostigmine 的作用？

(A) 膀胱逼尿肌收縮

(B) 瞳孔放大

(C) 血壓下降

(D) 心跳減速

24. 治療青光眼的藥物中，下列何者是藉由直接作用於膽鹼性受體 (cholinergic receptor) 而降低眼壓？

(A) Atropine

(B) Echothiophate

(C) Pilocarpine

(D) Timolol

25. 下列何種藥物是屬於擬抗膽鹼素性拮抗劑 (cholinergic antagonists)，當氣喘病人無法忍受擬腎上腺素性作用劑 (β_2 adrenergic agonists) 的作用時，可作為替代品治療氣喘？

(A) Cromolyn

(B) Omalizumab

(C) Ipratropium

(D) Theophylline

26. 下列何者不是 1995 年東京地鐵發生沙林 (sarin) 毒氣攻擊事件受害者的症狀？

(A) 心跳加速

(B) 瞳孔縮小

(C) 頻尿

(D) 唾液增加

27. 神經肌肉阻斷劑在臨床上的用途，不包括下列何者？

(A) 氣管內插管

(B) 胸腔手術時神經肌肉舒張

(C) 加護病房時換氣控制

(D) 中樞神經抑制作用

28. 下列何種藥物的清除半衰期 (elimination half-life) 最長？

(A) Timolol

(B) Nadolol

(C) Pindolol

(D) Esmolol

解答：

1.A	2.B	3.D	4.B	5.A	6.B	7.D	8.C	9.B	10.B	11.B	12.D	13.A	14.B	15.C	16.C	17.B	18.D	19.A	20.D
21.A	22.A	23.B	24.C	25.C	26.A	27.D	28.B												

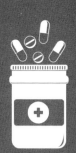

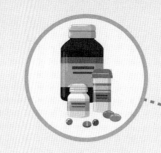

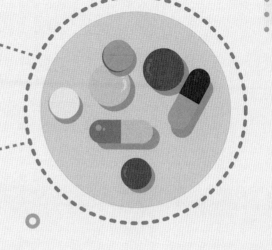

CHAPTER **02**

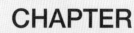

中樞神經系統藥物（一）：帕金森氏症、阿茲海默症、癲癇及解痙藥物

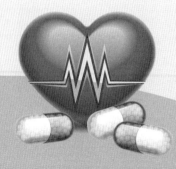

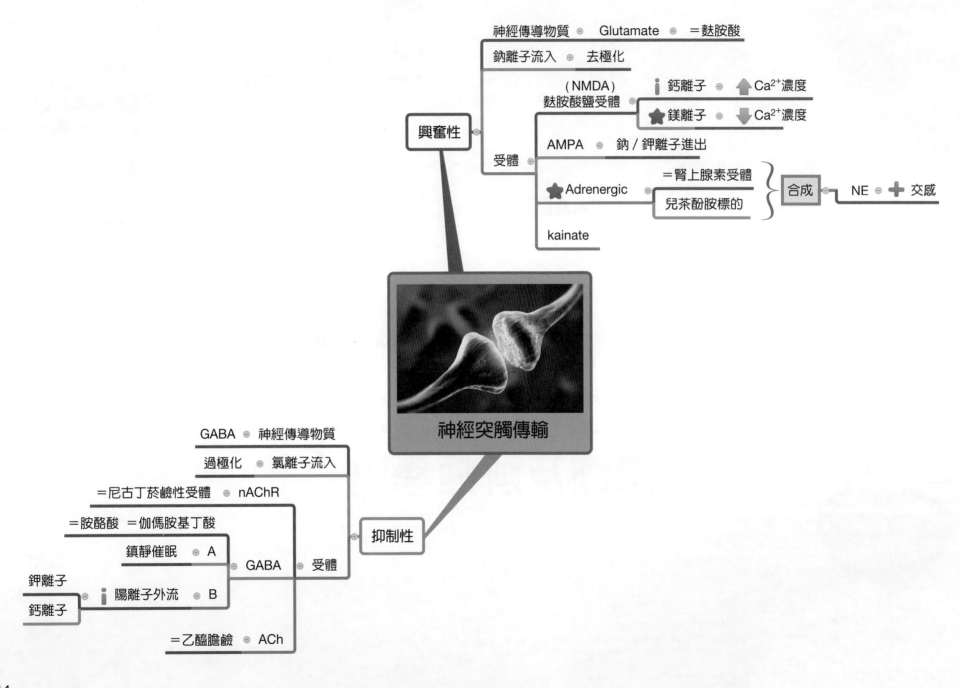

神經傳導物質 ◉ Glutamate ◉ ＝麩胺酸

鈉離子流入 ◉ 去極化

興奮性

（NMDA）
麩胺酸鹽受體 ◉ 鈣離子 ◉ ⬆Ca²⁺濃度
鎂離子 ◉ ⬇Ca²⁺濃度

受體 AMPA ◉ 鈉／鉀離子進出

Adrenergic ◉ ＝腎上腺素受體
兒茶酚胺標的

合成 ◉ NE ◉ 交感

kainate

神經突觸傳輸

GABA ◉ 神經傳導物質

過極化 ◉ 氯離子流入

＝尼古丁菸鹼性受體 ◉ nAChR

抑制性

＝胺酪酸 ＝伽傌胺基丁酸

鎮靜催眠 ◉ A

GABA ◉ 受體

鉀離子
陽離子外流 ◉ B
鈣離子

＝乙醯膽鹼 ◉ ACh

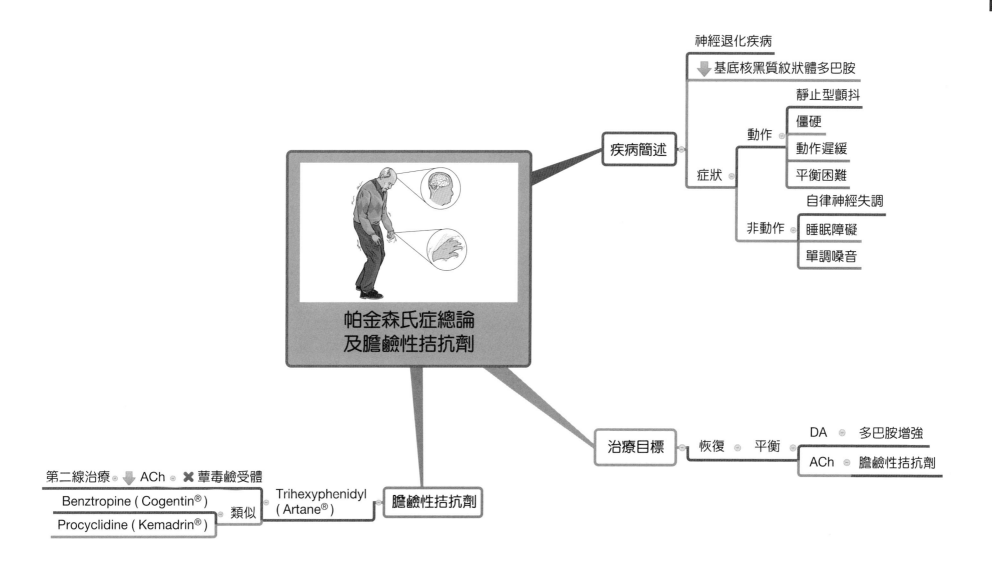

神經退化疾病

⬇ 基底核黑質紋狀體多巴胺

靜止型顫抖

僵硬

動作遲緩

平衡困難

疾病簡述

症狀 動作

自律神經失調

非動作 睡眠障礙

單調嗓音

帕金森氏症總論
及膽鹼性拮抗劑

治療目標 恢復 平衡 DA 多巴胺增強

ACh 膽鹼性拮抗劑

第二線治療 ⬇ ACh ✖ 蕈毒鹼受體

Benztropine（Cogentin®）

類似 Trihexyphenidyl
（Artane®）

膽鹼性拮抗劑

Procyclidine（Kemadrin®）

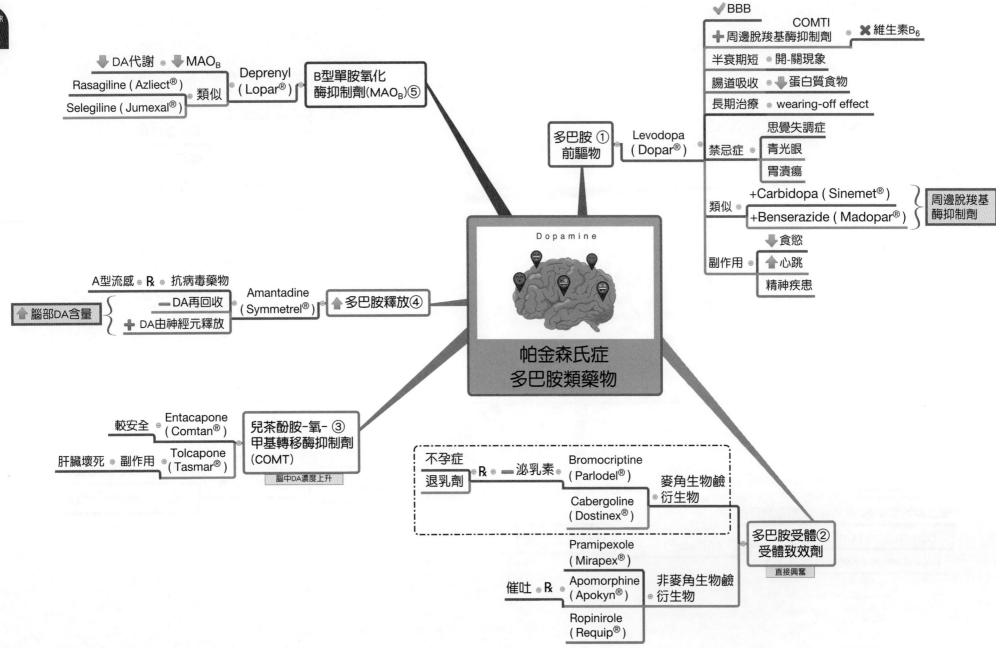

⬇ DA代謝 ● ⬇ MAO_B

Rasagiline (Azliect®)

Selegiline (Jumexal®)

類似

Deprenyl (Lopar®)

B型單胺氧化酶抑制劑(MAO_B)⑤

✔ BBB

COMTI

➕ 周邊脫羧基酶抑制劑 ✖ 維生素B_6

半衰期短 ● 開-關現象

腸道吸收 ● ⬇ 蛋白質食物

長期治療 ● wearing-off effect

多巴胺 ① 前驅物

Levodopa (Dopar®)

禁忌症

思覺失調症

青光眼

胃潰瘍

類似

+Carbidopa (Sinemet®)

+Benserazide (Madopar®)

} 周邊脫羧基酶抑制劑

副作用

⬇ 食慾

⬆ 心跳

精神疾患

A型流感 ● Rx ● 抗病毒藥物

⬆ 腦部DA含量 {

― DA再回收

➕ DA由神經元釋放

Amantadine (Symmetrel®)

⬆ 多巴胺釋放④

Dopamine

帕金森氏症 多巴胺類藥物

較安全 ● Entacapone (Comtan®)

肝臟壞死 ● 副作用 ● Tolcapone (Tasmar®)

兒茶酚胺-氧- ③ 甲基轉移酶抑制劑 (COMT)

腦中DA濃度上升

不孕症

退乳劑

Rx ― 泌乳素

Bromocriptine (Parlodel®)

麥角生物鹼 ● 衍生物

Cabergoline (Dostinex®)

Pramipexole (Mirapex®)

催吐 ● Rx ● Apomorphine (Apokyn®)

非麥角生物鹼 ● 衍生物

Ropinirole (Requip®)

多巴胺受體② 受體致效劑

直接興奮

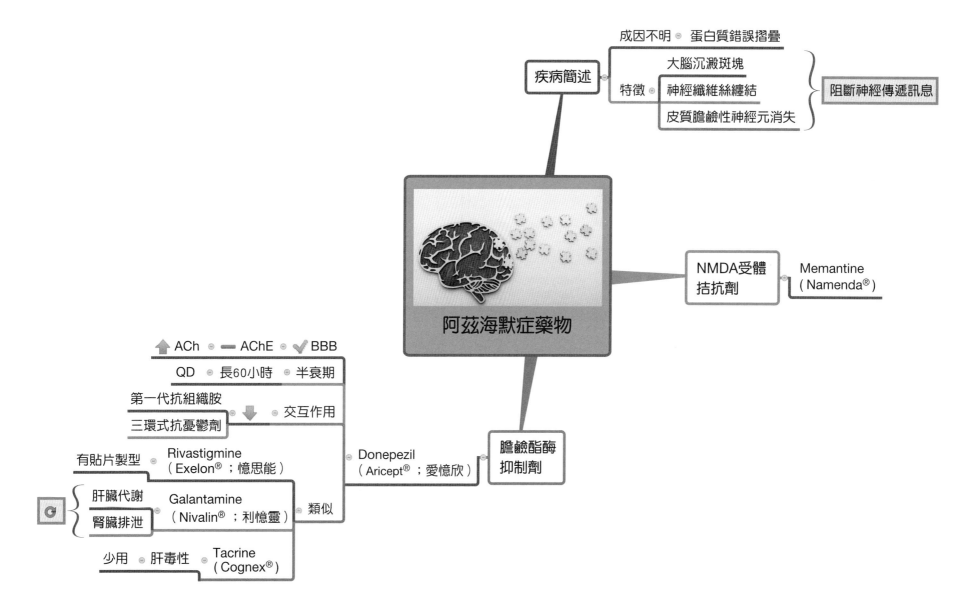

疾病簡述

成因不明 ◉ 蛋白質錯誤摺疊

特徵 ◉ 大腦沉澱斑塊
神經纖維絲纏結 } 阻斷神經傳遞訊息
皮質膽鹼性神經元消失

阿茲海默症藥物

NMDA受體
拮抗劑 ◉ Memantine
（Namenda®）

膽鹼酯酶
抑制劑

⬆ ACh ◉ ― AChE ◉ ✔ BBB
QD ◉ 長60小時 ◉ 半衰期
第一代抗組織胺 ◉ ⬇ ◉ 交互作用
三環式抗憂鬱劑

Donepezil
（Aricept®；愛憶欣）

有貼片製型 ◉ Rivastigmine
（Exelon®；憶思能）

肝臟代謝
腎臟排泄 } Galantamine
（Nivalin®；利憶靈） ◉ 類似

少用 ◉ 肝毒性 ◉ Tacrine
（Cognex®）

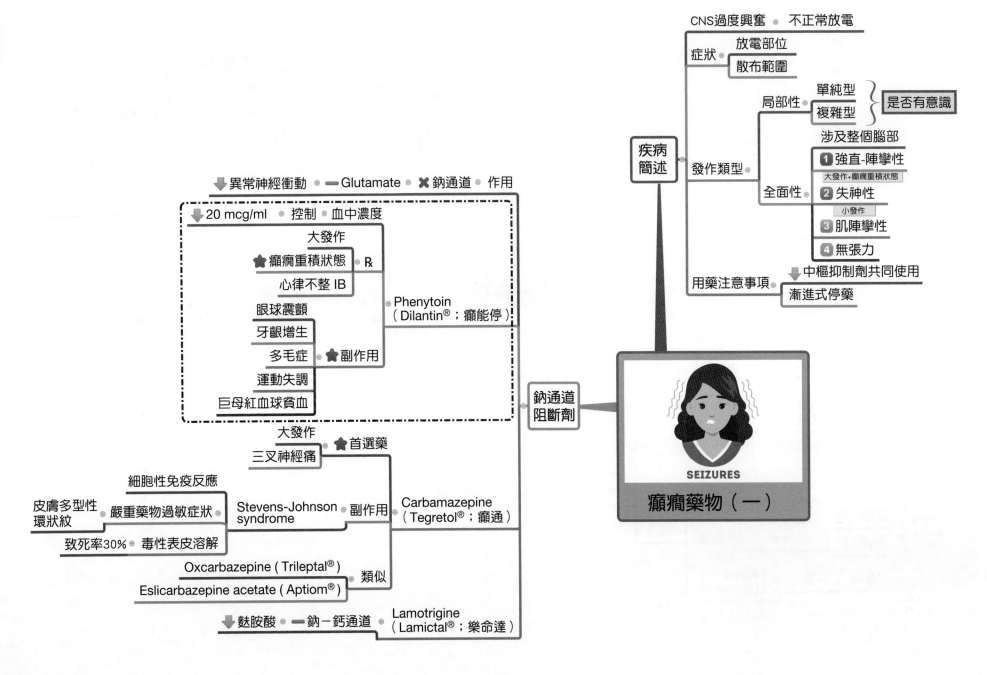

CNS過度興奮 ● 不正常放電

症狀 ● ─ 放電部位
散布範圍

局部性 ── 單純型
複雜型 } 是否有意識

涉及整個腦部

疾病簡述

發作類型 ── 全面性 ── ① 強直-陣攣性
大發作+癲癇重積狀態
② 失神性
小發作
③ 肌陣攣性
④ 無張力

用藥注意事項 ── 中樞抑制劑共同使用
漸進式停藥

鈉通道阻斷劑

SEIZURES

癲癇藥物（一）

異常神經衝動 ● ─ Glutamate ● ✖ 鈉通道 ● 作用

20 mcg/ml ● 控制 ● 血中濃度

大發作
★ 癲癇重積狀態 ● Rx
心律不整 IB

眼球震顫
牙齦增生
多毛症 ● ★ 副作用
運動失調
巨母紅血球貧血

Phenytoin（Dilantin®；癲能停）

大發作
三叉神經痛 ● ★ 首選藥

細胞性免疫反應
皮膚多型性環狀紋 ● 嚴重藥物過敏症狀 ● Stevens-Johnson syndrome ● 副作用
致死率30% ● 毒性表皮溶解

Carbamazepine（Tegretol®；癲通）

Oxcarbazepine（Trileptal®）
Eslicarbazepine acetate（Aptiom®） ● 類似

麩胺酸 ● ─ 鈉－鈣通道 ● Lamotrigine（Lamictal®；樂命達）

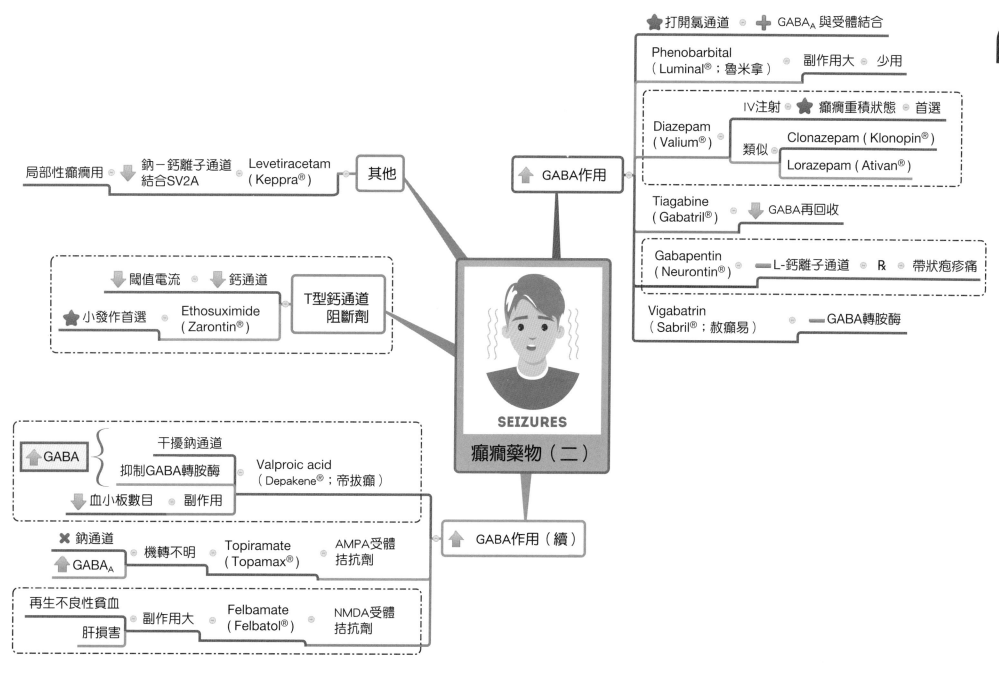

⭐ 打開氯通道　➕ GABA_A 與受體結合

Phenobarbital
（Luminal®；魯米拿）　⊙ 副作用大 ⊙ 少用

Diazepam
（Valium®）

IV注射 ⊙ ⭐ 癲癇重積狀態 ⊙ 首選

類似 ⊙ Clonazepam（Klonopin®）

Lorazepam（Ativan®）

Tiagabine
（Gabatril®）　⬇️GABA再回收

Gabapentin
（Neurontin®）　━ L-鈣離子通道 ⊙ ℞ ⊙ 帶狀疱疹痛

Vigabatrin
（Sabril®；赦癲易）　⊙ ━ GABA轉胺酶

⬆️ GABA作用

局部性癲癇用 ⊙ ⬇️ 鈉－鈣離子通道
結合SV2A ⊙ Levetiracetam
（Keppra®）

其他

⬇️ 閾值電流 ⊙ ⬇️ 鈣通道

⭐ 小發作首選 ⊙ Ethosuximide
（Zarontin®）

T型鈣通道
阻斷劑

SEIZURES

癲癇藥物（二）

⬆️GABA
干擾鈉通道
抑制GABA轉胺酶 ⊙ Valproic acid
（Depakene®；帝拔癲）

⬇️ 血小板數目 ⊙ 副作用

✖ 鈉通道
⬆️ GABA_A ⊙ 機轉不明 ⊙ Topiramate
（Topamax®）　AMPA受體
拮抗劑

再生不良性貧血

肝損害 ⊙ 副作用大 ⊙ Felbamate
（Felbatol®）　NMDA受體
拮抗劑

⬆️ GABA作用（續）

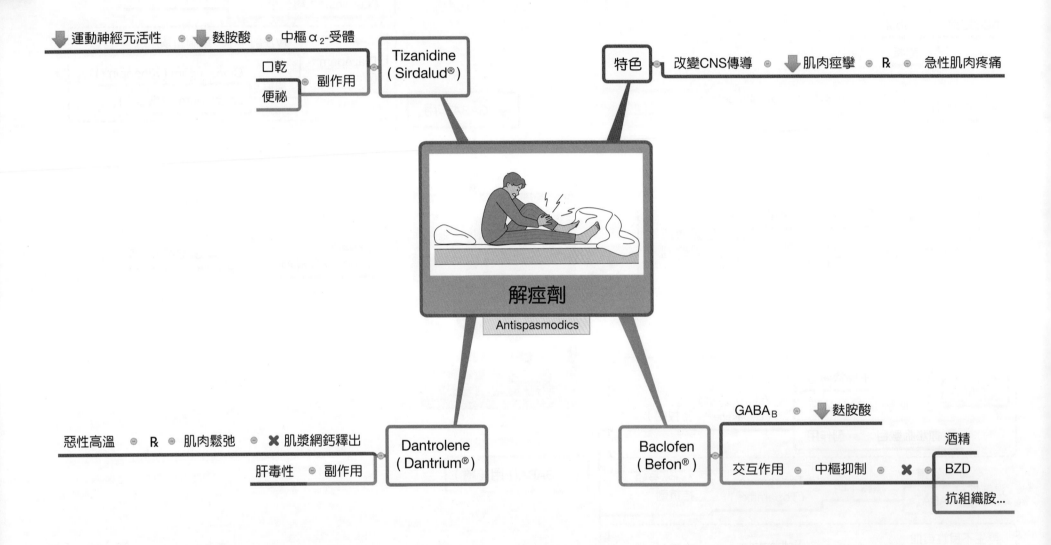

⬇️運動神經元活性 ◦ ⬇️麩胺酸 ◦ 中樞 α₂-受體

Tizanidine (Sirdalud®)

口乾
便祕 ◦ 副作用

特色 ◦ 改變CNS傳導 ◦ ⬇️肌肉痙攣 ◦ ℞ ◦ 急性肌肉疼痛

解痙劑

Antispasmodics

惡性高溫 ◦ ℞ ◦ 肌肉鬆弛 ◦ ✖️肌漿網鈣釋出

肝毒性 ◦ 副作用

Dantrolene (Dantrium®)

Baclofen (Befon®)

GABA_B ◦ ⬇️麩胺酸

交互作用 ◦ 中樞抑制 ◦ ✖️ ◦

酒精
BZD
抗組織胺...

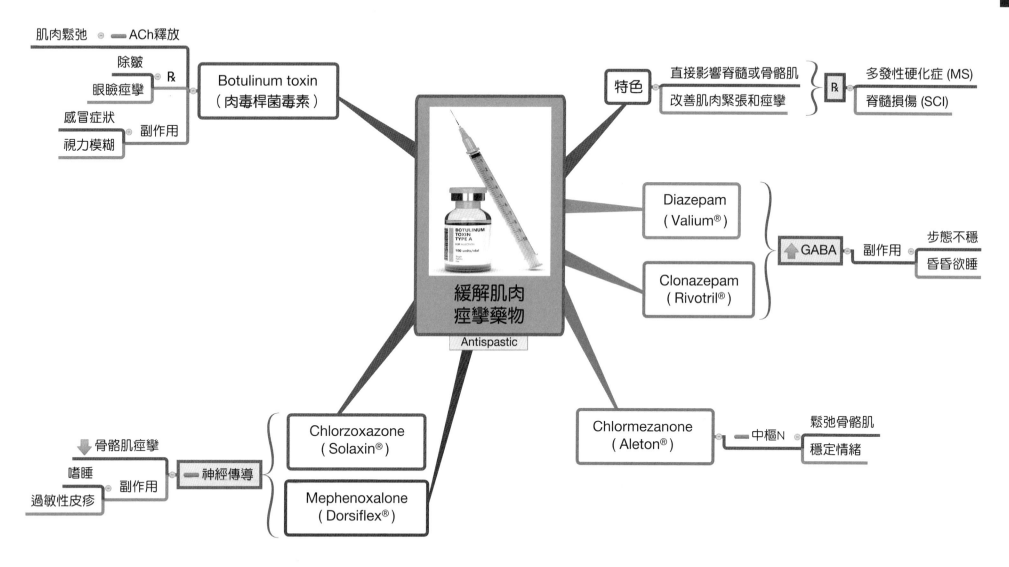

肌肉鬆弛 ⊖ ━ ACh釋放

除皺
⊝ Rx
眼瞼痙攣

Botulinum toxin
（肉毒桿菌毒素）

感冒症狀
副作用
視力模糊

特色

直接影響脊髓或骨骼肌
Rx
改善肌肉緊張和痙攣

多發性硬化症 (MS)

脊髓損傷 (SCI)

Diazepam
（Valium®）

Clonazepam
（Rivotril®）

⬆GABA ⊝ 副作用

步態不穩

昏昏欲睡

緩解肌肉
痙攣藥物

Antispastic

BOTULINUM
TOXIN
TYPE A
100 units/vial

⬇骨骼肌痙攣

嗜睡
⊝ 副作用
過敏性皮疹

━ 神經傳導

Chlorzoxazone
（Solaxin®）

Mephenoxalone
（Dorsiflex®）

Chlormezanone
（Aleton®）

⊝ ━ 中樞N

鬆弛骨骼肌

穩定情緒

課後複習

1. 下列有關 L-dopa 的敘述，何者錯誤？

   (A) 為 Dopamine 的前驅物

   (B) Pyridoxine 會增加 L-dopa 的作用

   (C) L-dopa 常與 Aromatic L-amino acid decarboxylase 抑制劑 Carbidopa 合用

   (D) 用來治療 Parkinson's disease

2. Amantadine (Symmetrel®) 除了可預防 A 型流行性感冒外，還可治療何種疾病？

   (A) 艾迪森氏病 (Addison's disease)　　　(B) 庫欣氏症 (Cushing's syndrome)

   (C) 阿滋海默症 (Alzheimer's disease)　　(D) 帕金森氏症 (Parkinson's disease)

3. 下列何種 antimuscarinic drug 可用於治療帕金森氏症？

   (A) Trihexyphenidyl　　　　　　　　　　(B) Atropine

   (C) Ipratropium　　　　　　　　　　　　(D) Pirenzepine

4. Levodopa 併用下列何者會導致藥效降低？

   (A) Carbidopa　　　　　　　　　　　　　(B) Pyridoxine

   (C) Pramipexole　　　　　　　　　　　　(D) Bromocriptine

5. 下列何者為 Levodopa 之臨床適應症？

   (A) 高血壓 (hypertension)　　　　　　　(B) 憂鬱症 (depression)

   (C) 帕金森氏症 (Parkinson's disease)　　(D) 阿茲海默症 (Alzheimer's disease)

6. 帕金森氏症 (Parkinson's disease) 係因腦部黑質紋狀體之何種神經傳遞物質含量太低所致？

   (A) 多巴胺 (dopamine)　　　　　　　　　(B) γ- 胺丁酸 (GABA)

   (C) 血清素 (serotonin)　　　　　　　　　(D) 乙醯膽鹼 (acetylcholine)

7. 下列何者適用於治療帕金森氏症 (Parkinson's disease)？

(A) 多巴胺 (dopamine) 抑制劑

(B) γ- 胺丁酸 (GABA) 促進劑

(C) 中樞抗膽鹼 (anticholinergic) 藥物

(D) 中樞神經興奮劑

8. 下列何者可提高中樞 levodopa 的濃度？

(A) Carbidopa

(B) Amantadine

(C) Vitamin B$_6$

(D) Apomorphine

9. 帕金森氏症 (Parkinson's disease) 係因腦中多巴胺 (dopamine) 與下列何者之含量失去正常平衡所致？

(A) 麩胺酸 (glutamate)

(B) 乙醯膽鹼 (acetylcholine)

(C) γ- 胺丁酸 (GABA)

(D) 血清素 (serotonin)

10. 有關 Levodopa 藥物交互作用之敘述，下列何者錯誤？

(A) 與 Phenelzine 併用，易導致高血壓危象 (hypertensive crisis)

(B) Selegiline 可降低其用藥劑量

(C) Vitamin B$_6$ 可增強其藥效

(D) Entacapone 可增加其進入腦中的量

11. 下列哪一藥物不用於帕金森氏症之治療？

(A) Amantadine

(B) Carbidopa

(C) Galantamine

(D) Selegiline

12. L-dopa 治療帕金森氏症 (Parkinson's disease) 的主要作用機轉為何？

(A) 阻斷多巴胺的受體

(B) 抑制多巴胺神經活性

(C) 為合成多巴胺的前驅物質

(D) 增強正腎上腺素的功能

13. 多巴胺 D_2 受體致效劑不適用於下列何種症狀？

(A) 低泌乳血症 (hypoprolactinemia)
(B) 退奶藥 (physiologic lactation)
(C) 肢端肥大症 (acromegaly)
(D) 帕金森氏症 (Parkinson's disease)

14. 下列何者不適用於治療帕金森氏症？

(A) 抗蕈毒性 (antimuscarinic) 藥物
(B) 抗精神病 (antipsychotic) 藥物
(C) B 型單胺氧化酶 (MAO B) 抑制劑
(D) 兒茶酚甲基轉換酶 (COMT) 抑制劑

15. 帕金森氏症 (Parkinson's disease) 之治療目標，在於重建病人腦中哪兩種神經傳遞物質之正常平衡？

(A) dopamine 和 glutamate
(B) serotonin 和 glutamate
(C) dopamine 和 acetylcholine
(D) serotonin 和 acetylcholine

16. Carbidopa 與 Levodopa 併用於帕金森氏症患者之治療，主要是因為 Carbidopa 抑制下列何種酶所致？

(A) 乙醯膽鹼酶 (acetylcholine esterase)
(B) 多巴脫羧酶 (DOPA decarboxylase)
(C) 多巴胺羧化酶 (dopamine beta-hydroxylase)
(D) 單胺氧化酶 (monoamine oxidase)

17. 下列何種藥物不用於治療帕金森氏症？

(A) 多巴胺受體致效劑
(B) 多巴胺代謝前驅物，如 Levodopa
(C) 抗毒蕈鹼藥物
(D) 乙醯膽鹼酯酶抑制劑

18. 使用左多巴 (Levodopa) 治療帕金森氏症時，不會產生下列何種副作用？

(A) 厭食
(B) 心搏過慢
(C) 精神疾患
(D) 血壓降低

19. 下列何者為 Donepezil 的適應症？

(A) 威爾遜氏症 (Wilson disease)
(B) 舞蹈症 (Huntington disease)
(C) 帕金森氏症 (Parkinson's disease)
(D) 阿茲海默症 (Alzheimer's disease)

20. 下列哪一藥物適用於阿茲海默症之治療？

(A) Apomorphine

(B) Bromocriptine

(C) Galantamine

(D) Rotigotine

21. 下列何者可抑制 GABA 被神經末梢回收？

(A) Diazepam

(B) Phenobarbital

(C) Gabapentin

(D) Tiagabine

22. 有關 Phenytoin 之敘述，下列何者正確？

(A) 抑制鉀離子通道 (potassium channel)

(B) 可用於治療癲癇重積狀態 (status epilepticus)

(C) 必須經過肝臟代謝才具有活性

(D) 血中濃度因併用 Carbamazepine 而增高

23. 下列何者為小發作 (petit mal) 之首選藥物？

(A) Carbamazepine

(B) Phenytoin

(C) Diazepam

(D) Ethosuximide

24. 有關 Phenytoin 之副作用，下列何者錯誤？

(A) 低血糖 (hypoglycemia)

(B) 眼球震顫 (nystagmus)

(C) 運動失調 (ataxia)

(D) 巨母紅血球性貧血 (megaloblastic anemia)

25. 下列何者為治療癲癇重積狀態 (status epileptics) 之最佳藥物？

(A) Phenobarbital

(B) Diazepam

(C) Ethosuximide

(D) Carbamazepine

26. 下列何者為 Phenytoin 之臨床用途？

(A) 解熱鎮痛 　　　　　　　　　　(B) 抗發炎

(C) 抗癲癇 　　　　　　　　　　　(D) 抗焦慮

27. Sodium valproate 可增加腦中何種神經傳遞物質濃度？

(A) GABA 　　　　　　　　　　　(B) Glycine

(C) Acetylcholine 　　　　　　　　(D) Glutamate

28. 下列何種藥物可以治療大發作癲癇症、三叉神經炎及躁鬱症？

(A) Ethosuximide 　　　　　　　　(B) Trimethadione

(C) Carbamazepine 　　　　　　　(D) Phenobarbital

29. 年紀大的 partial seizure（癲癇）病人使用下列何種藥物後，易產生牙齦增生 (gingival hyperplasia) 之副作用？

(A) Gabapentine 　　　　　　　　(B) Phenobarbital

(C) Phenytoin 　　　　　　　　　(D) Valproic acid

30. 下列何種抗癲癇藥物對突觸小泡蛋白 (synaptic vesicle protein, SV2A) 的親和力最高？

(A) Oxcarbazepine 　　　　　　　(B) Levetiracetam

(C) Phenytoin 　　　　　　　　　(D) Felbamate

31. 下列何種抗癲癇藥物，其結構類似 GABA ？

(A) Carbamazepine 　　　　　　　(B) Gabapentin

(C) Phenytoin 　　　　　　　　　(D) Valproic acid

32. 下列何種抗癲癇藥物也可用於治療帶狀疱疹後神經痛？

(A) Felbamate 　　　　　　　　　(B) Lamotrigine

(C) Gabapentin 　　　　　　　　(D) Topiramate

33. 下列何者不是抗癲癇藥物的作用機轉？

(A) 影響特定離子通道的通透性

(B) 阻斷興奮性麩胺酸 (glutamate) 受體

(C) 活化抑制性 γ- 胺基丁酸 (GABA) 受體

(D) 阻斷正腎上腺素 (norepinephrine) 受體

34. Cabamazepine 主要作用於下列何種離子通道 (ion channel)，而用於 partial seizure 之治療？

(A) 鈣

(B) 氯

(C) 鉀

(D) 鈉

35. 下列引起骨骼肌鬆弛的藥物，何者是作用於骨骼肌減少 sarcoplasmic reticulum 釋放出鈣離子？

(A) Diazepam

(B) Dantrolene

(C) Succinylcholine

(D) Atracurium

36. 下列何者是骨骼肌僵硬產生高熱的解藥？

(A) Succinylcholine

(B) Tubocurarine

(C) Dantrolene

(D) Diazepam

37. 有些人為了消除臉上皺紋，會要求醫師為其注射肉毒桿菌素 (botulinum toxin)。利用肉毒桿菌素消除皺紋的藥理機制為何？

(A) 使皺紋部位的細胞內骨架收縮，皮膚拉平

(B) 加速皺紋部位的新陳代謝，清除多餘脂肪

(C) 阻斷骨骼肌細胞粒線體的氧化磷酸化反應

(D) 抑制皺紋部位運動神經末梢釋放乙醯膽鹼

38. 下列何種藥物最不適合用於治療帕金森氏症？

(A) Levodopa

(B) Bromocriptine

(C) Methacholine

(D) Trihexyphenidyl

39. 治療帕金森氏症 (Parkinson's disease) 常併用 Levodopa 與 Carbidopa，其中 Carbidopa 之主要目的為何？

(A) dopamine 之前驅物

(B) 增加 Levodopa 在腎臟之重回收

(C) 減少 Levodopa 在周邊組織之代謝

(D) 減少 Levodopa 在腸胃道之吸收

解答：

1.B	2.D	3.A	4.B	5.C	6.A	7.C	8.A	9.B	10.C	11.C	12.C	13.A	14.B	15.C	16.B	17.D	18.B	19.D	20.C
21.D	22.B	23.D	24.A	25.B	26.C	27.A	28.C	29.C	30.B	31.B	32.C	33.D	34.D	35.B	36.C	37.D	38.C	39.C	

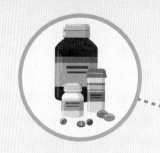

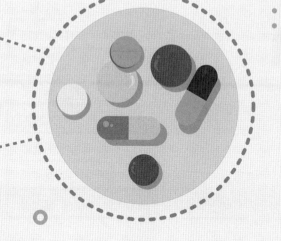

CHAPTER **03**

中樞神經系統藥物（二）：
鎮痛及麻醉藥物

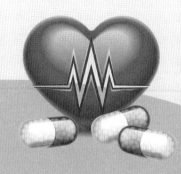

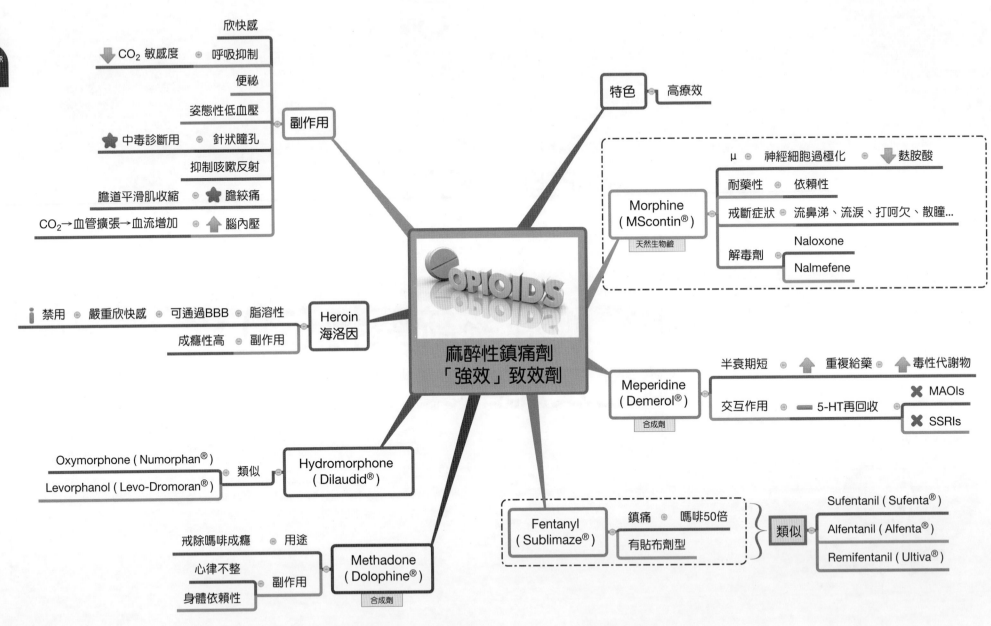

欣快感

⬇CO₂ 敏感度 ◉ 呼吸抑制

便祕

姿態性低血壓

★ 中毒診斷用 ◉ 針狀瞳孔

抑制咳嗽反射

膽道平滑肌收縮 ◉ ★ 膽絞痛

CO₂→血管擴張→血流增加 ◉ ⬆ 腦內壓

副作用

特色 ─ 高療效

μ ◉ 神經細胞過極化 ◉ ⬇ 麩胺酸

耐藥性 ◉ 依賴性

Morphine
(MScontin®)

戒斷症狀 ◉ 流鼻涕、流淚、打呵欠、散瞳...

天然生物鹼

解毒劑 ─ Naloxone

Nalmefene

ℹ 禁用 ◉ 嚴重欣快感 ◉ 可通過BBB ◉ 脂溶性

成癮性高 ◉ 副作用

Heroin
海洛因

麻醉性鎮痛劑
「強效」致效劑

半衰期短 ◉ ⬆ 重複給藥 ◉ ⬆ 毒性代謝物

Meperidine
(Demerol®)

交互作用 ◉ ▬ 5-HT再回收 ◉ ✖ MAOIs

✖ SSRIs

合成劑

Oxymorphone (Numorphan®)

Levorphanol (Levo-Dromoran®)

◉ 類似

Hydromorphone
(Dilaudid®)

戒除嗎啡成癮 ◉ 用途

心律不整

身體依賴性 ◉ 副作用

Methadone
(Dolophine®)

合成劑

Fentanyl
(Sublimaze®)

鎮痛 ◉ 嗎啡50倍

有貼布劑型

類似

Sufentanil (Sufenta®)

Alfentanil (Alfenta®)

Remifentanil (Ultiva®)

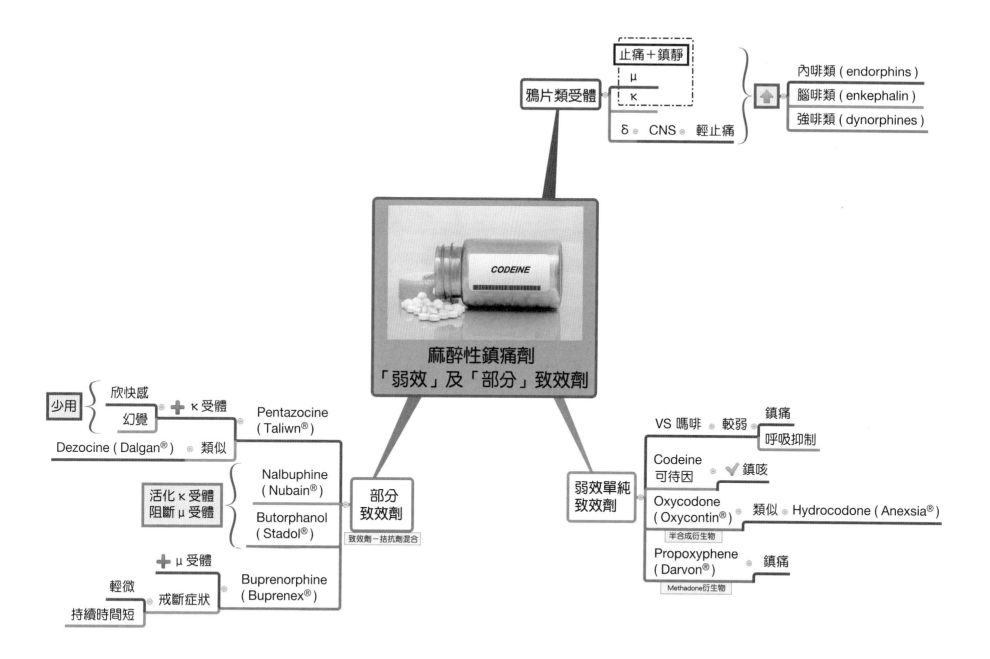

鴉片類受體

止痛＋鎮靜
μ
κ

δ ◦ CNS ◦ 輕止痛

內啡類（endorphins）
腦啡類（enkephalin）
強啡類（dynorphines）

CODEINE

麻醉性鎮痛劑
「弱效」及「部分」致效劑

少用

欣快感
幻覺

＋ κ受體

Pentazocine
（Taliwn®）

Dezocine（Dalgan®） ◦ 類似

活化 κ受體
阻斷 μ受體

Nalbuphine
（Nubain®）

Butorphanol
（Stadol®）

部分
致效劑

致效劑－拮抗劑混合

＋ μ受體

輕微

持續時間短

戒斷症狀

Buprenorphine
（Buprenex®）

弱效單純
致效劑

VS 嗎啡 ◦ 較弱

鎮痛

呼吸抑制

Codeine
可待因

◦ ✔ 鎮咳

Oxycodone
（Oxycontin®）

◦ 類似 ◦ Hydrocodone（Anexsia®）

半合成衍生物

Propoxyphene
（Darvon®）

◦ 鎮痛

Methadone衍生物

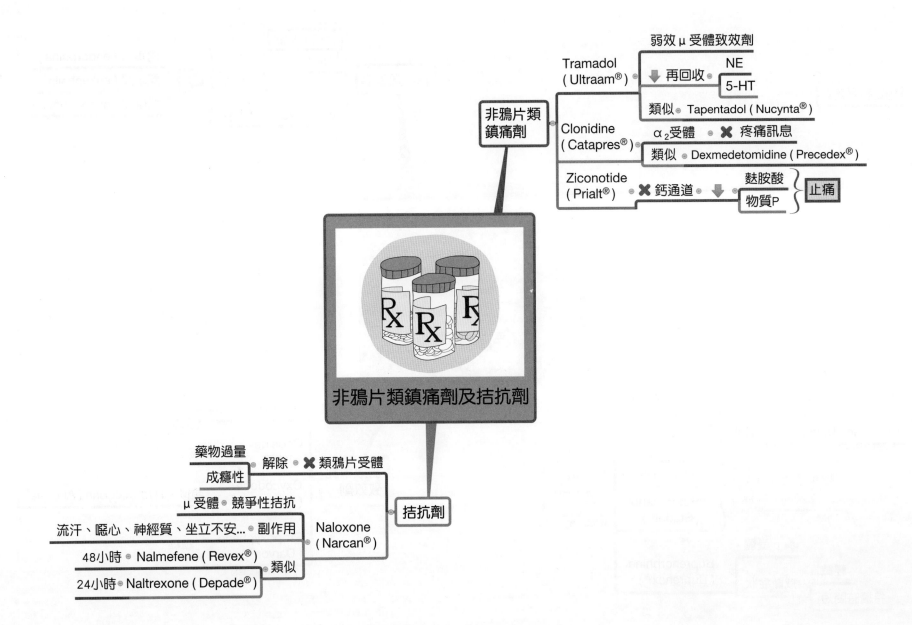

弱效 μ 受體致效劑

Tramadol
(Ultraam®)

⬇ 再回收 ● NE

5-HT

類似 ● Tapentadol (Nucynta®)

非鴉片類
鎮痛劑

Clonidine
(Catapres®)

α_2受體 ● ✖ 疼痛訊息

類似 ● Dexmedetomidine (Precedex®)

Ziconotide
(Prialt®)

✖ 鈣通道 ● ⬇ 麩胺酸

物質P

止痛

非鴉片類鎮痛劑及拮抗劑

藥物過量

解除 ● ✖ 類鴉片受體

成癮性

μ 受體 ● 競爭性拮抗

流汗、噁心、神經質、坐立不安... ● 副作用

Naloxone
(Narcan®)

48小時 ● Nalmefene (Revex®)

類似

24小時 ● Naltrexone (Depade®)

拮抗劑

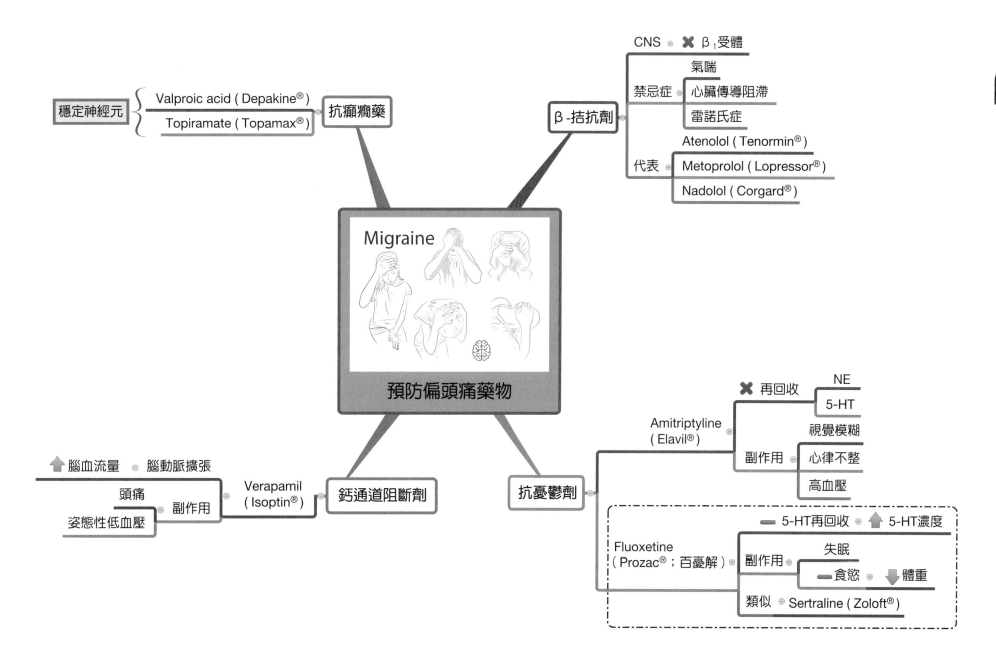

穩定神經元 { Valproic acid（Depakine®）／ Topiramate（Topamax®）} 抗癲癇藥

CNS ⊙ ✖ β₁受體

禁忌症 ⊙ 氣喘／心臟傳導阻滯／雷諾氏症

代表 ⊙ Atenolol（Tenormin®）／ Metoprolol（Lopressor®）／ Nadolol（Corgard®）

β-拮抗劑

Migraine

預防偏頭痛藥物

✖ 再回收 ── NE／5-HT

Amitriptyline（Elavil®）

副作用 ── 視覺模糊／心律不整／高血壓

抗憂鬱劑

── 5-HT再回收 ⊙ ⬆ 5-HT濃度

Fluoxetine（Prozac®；百憂解）

副作用 ⊙ 失眠／── 食慾 ⊙ ⬇ 體重

類似 ⊙ Sertraline（Zoloft®）

⬆ 腦血流量 ⊙ 腦動脈擴張

副作用 ⊙ 頭痛／姿態性低血壓

Verapamil（Isoptin®）

鈣通道阻斷劑

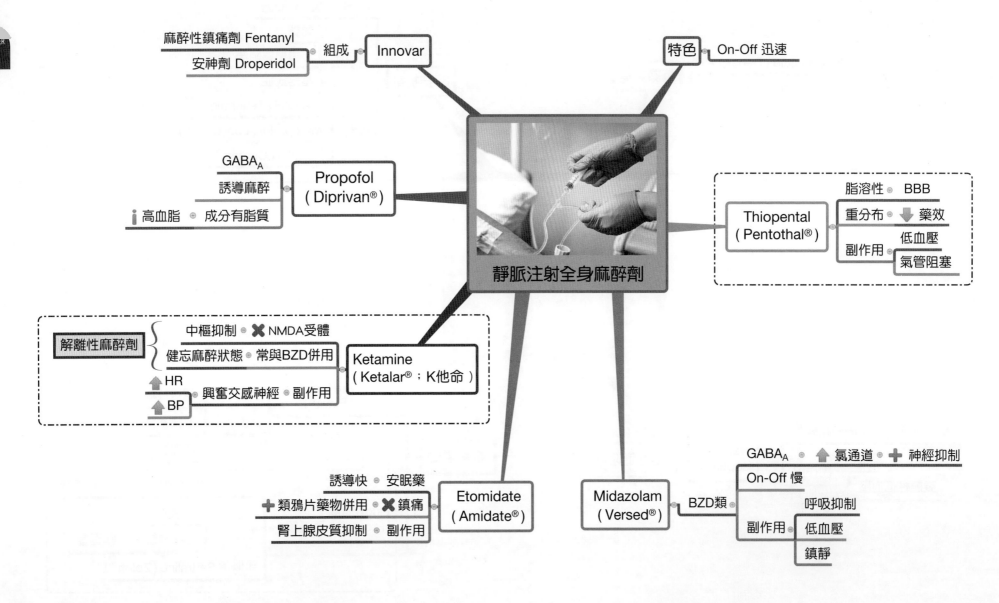

麻醉性鎮痛劑 Fentanyl

安神劑 Droperidol

組成 ● Innovar

特色 ● On-Off 迅速

GABA_A

誘導麻醉

↓ 高血脂 ● 成分有脂質

Propofol
(Diprivan®)

靜脈注射全身麻醉劑

脂溶性 ● BBB

重分布 ● ⬇ 藥效

副作用 ● 低血壓 / 氣管阻塞

Thiopental
(Pentothal®)

解離性麻醉劑

中樞抑制 ● ✖ NMDA受體

健忘麻醉狀態 ● 常與BZD併用

⬆ HR

⬆ BP ● 興奮交感神經 ● 副作用

Ketamine
(Ketalar®；K他命)

誘導快 ● 安眠藥

➕ 類鴉片藥物併用 ● ✖ 鎮痛

腎上腺皮質抑制 ● 副作用

Etomidate
(Amidate®)

Midazolam
(Versed®)

GABA_A ● ⬆ 氯通道 ● ➕ 神經抑制

On-Off 慢

呼吸抑制

副作用 ● 低血壓

鎮靜

BZD類

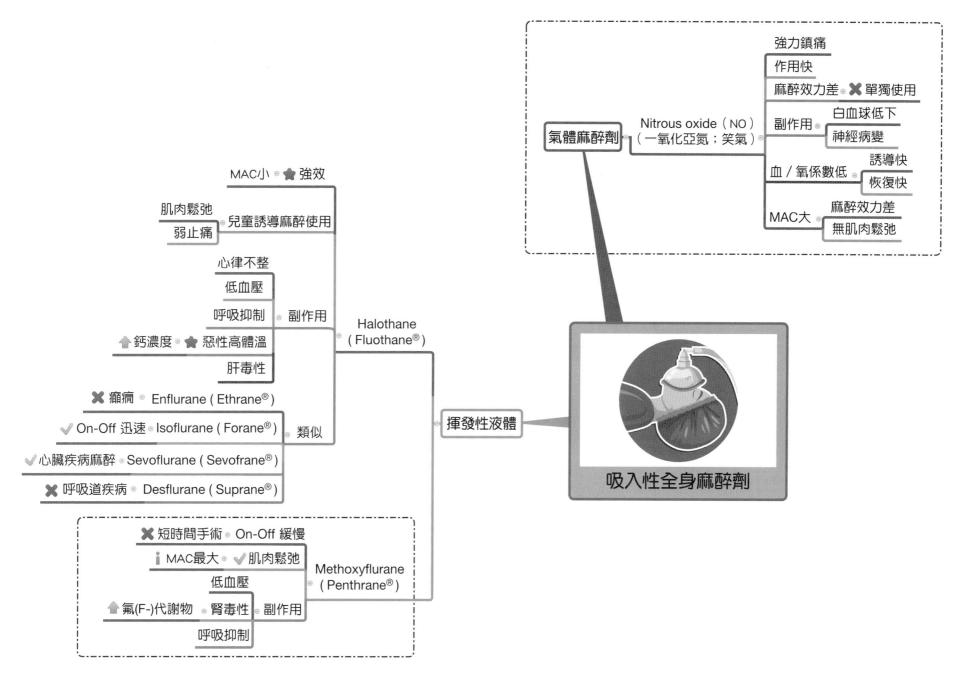

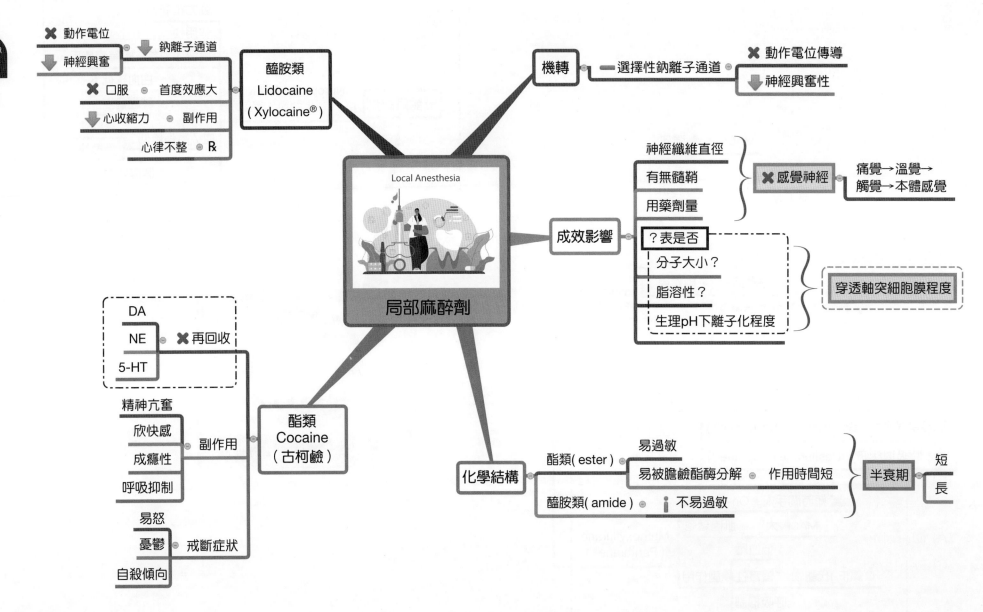

✘ 動作電位

⬇ 鈉離子通道

⬇ 神經興奮 ── 醯胺類 Lidocaine (Xylocaine®)

✘ 口服 ── 首度效應大

⬇ 心收縮力 ⊙ 副作用

心律不整 ⊙ ℞

機轉 ── 選擇性鈉離子通道 ── ✘ 動作電位傳導

⬇ 神經興奮性

Local Anesthesia

局部麻醉劑

成效影響

神經纖維直徑

有無髓鞘

用藥劑量

✘ 感覺神經 ── 痛覺→溫覺→觸覺→本體感覺

? 表是否

分子大小?

脂溶性?

生理pH下離子化程度

穿透軸突細胞膜程度

DA

NE ── ✘ 再回收

5-HT

精神亢奮

欣快感

成癮性 ── 副作用 ── 酯類 Cocaine（古柯鹼）

呼吸抑制

易怒

憂鬱 ── 戒斷症狀

自殺傾向

化學結構 ── 酯類(ester) ── 易過敏

易被膽鹼酯酶分解 ⊙ 作用時間短 ── 半衰期 ── 短 / 長

醯胺類(amide) ⊙ ⓘ 不易過敏

課後複習

1. Opioid 的止痛作用主要是作用於下列哪個接受體 (receptor)？
   (A) μ
   (B) κ
   (C) σ
   (D) δ

2. 下列哪一種生理反應，不屬於類鴉片物質停止使用後，所出現的戒斷現象 (withdrawal syndromes)？
   (A) 體溫高熱 (hyperpyrexia)
   (B) 流淚 (lacrimation)
   (C) 瞳孔縮小 (miosis)
   (D) 腹瀉 (diarrhea)

3. 一位 25 歲婦女於注射某藥物後昏迷，送達急診室時呈現呼吸抑制及瞳孔縮小的症狀，該藥物最可能為下列何者？
   (A) Ketamine
   (B) Heroine
   (C) Phenobarbital
   (D) Diazepam

4. 嗎啡過量中毒時的專一解毒劑為？
   (A) Atropine
   (B) Pralidoxime (PAM)
   (C) Naloxone
   (D) Physostigmine

5. 下列何者之鎮痛作用強度 (potency) 最強？
   (A) Morphine
   (B) Pethidine
   (C) Fentanyl
   (D) Codeine

6. 下列何者之鎮痛作用強度 (potency) 最弱？
   (A) Morphine
   (B) Pethidine
   (C) Fentanyl
   (D) Codeine

7. 有關嗎啡 (Morphine) 之作用，下列何者錯誤？

   (A) 縮瞳　　　　　　　　　　　　　　　(B) 嘔吐

   (C) 腹瀉　　　　　　　　　　　　　　　(D) 呼吸抑制

8. 下列何者可當作戒除嗎啡 (morphine) 成癮之代用品？

   (A) Methadone　　　　　　　　　　　　(B) Fentanyl

   (C) Apomorphine　　　　　　　　　　　(D) Naloxone

9. 下列何者成癮性最低？

   (A) Codeine　　　　　　　　　　　　　(B) Pethidine

   (C) Morphine　　　　　　　　　　　　　(D) Methadone

10. 下列何者無鎮痛作用？

    (A) Morphine　　　　　　　　　　　　　(B) Apomorphine

    (C) Codeine　　　　　　　　　　　　　(D) Pentazocine

11. 下列何者不是使用嗎啡類藥物 (Opioids) 常見之副作用？

    (A) 便祕　　　　　　　　　　　　　　　(B) 高血壓

    (C) 呼吸抑制　　　　　　　　　　　　　(D) 縮瞳

12. 下列何者不是類鴉片藥物常見的副作用？

    (A) 低血壓　　　　　　　　　　　　　　(B) 尿滯留

    (C) 噁心　　　　　　　　　　　　　　　(D) 腹瀉

13. 下列何種類鴉片藥物，對 κ- 受體的致效劑作用較其對 μ- 及 δ- 受體的作用強？

    (A) Pentazocine　　　　　　　　　　　(B) Morphine

    (C) Meperidine　　　　　　　　　　　　(D) Fentanyl

14. 有關可待因 (Codeine) 的敘述，下列何者錯誤？

    (A) 具成癮性　　　　　　　　　　　　(B) 具止咳作用

    (C) 止咳劑量低於止痛劑量　　　　　　(D) 容易出現腹瀉之副作用

15. Caffeine 常與 Ergotamine 併用治療偏頭痛，主要原因為何？

    (A) 收縮腦血管　　　　　　　　　　　(B) 興奮中樞

    (C) 阻斷 α 受體　　　　　　　　　　　(D) 阻斷 β 受體

16. 下列何種藥物可治療偏頭痛但較易產生子宮痙攣作用？

    (A) Sumatriptan　　　　　　　　　　(B) Ergotamine

    (C) Busprione　　　　　　　　　　　(D) Cisapride

17. 神經內科病人陳述時常嚴重單側頭痛，確診後為偏頭痛 (migraine)，其治療處方為 Sumatriptan，可使腦血管收縮，緩解頭痛。此藥物為下列何種自泌素之致效劑 (agonist)？

    (A) 前列腺素 (prostaglandin)　　　　(B) 組織胺 (histamine)

    (C) 血清素 (serotonin)　　　　　　　(D) 緩激肽 (bradykinin)

18. 下列何者不是 Halothane 全身麻醉劑的副作用？

    (A) 惡性高燒　　　　　　　　　　　　(B) 噁心、嘔吐

    (C) 高血壓　　　　　　　　　　　　　(D) 心律不整

19. 下列何者最容易迅速分布於脂肪組織而終止其作用？

    (A) Thiopental　　　　　　　　　　　(B) Chloropromazine

    (C) Phenobarbital　　　　　　　　　(D) Diazepam

20. 下列關於笑氣 (nitrous oxide) 的敘述何者正確？

    (A) 藥效強　　　　　　　　　　　　　(B) 作用迅速

    (C) 具肌肉鬆弛作用　　　　　　　　　(D) 易溶於血液中

21. 下列何種藥品不在術前給藥 (premedication) 之列？

(A) 抗膽鹼製劑 (anti-cholinergics)　　　　(B) 抗組織胺 (anti-histamine)

(C) 止吐劑 (anti-emetics)　　　　　　　　(D) 抗腎上腺素製劑 (anti-adrenergics)

22. Ketamine 是目前 PUB 濫用物質之一，其臨床用途為何？

(A) 癌症病人止痛用　　　　　　　　　　　(B) 全身麻醉劑

(C) 鎮靜安眠藥　　　　　　　　　　　　　(D) 無臨床用途

23. Thiopental 是一種超短效巴比妥類藥物，其作用非常短暫，其原因為何？

(A) 可直接由腎臟排出

(B) 易產生去敏感作用 (desensitization)

(C) 在肝臟很快地被代謝成不活性物質

(D) 易由大腦到脂肪組織重新分布 (redistribution)

24. 下列何種靜脈注射全身麻醉劑會有血壓上升之副作用？

(A) Etomidate　　　　　　　　　　　　　(B) Innovar

(C) Ketamine　　　　　　　　　　　　　(D) Thiopental

25. 全身麻醉前給予 Meperidine 之目的為？

(A) 促進骨骼肌鬆弛　　　　　　　　　　　(B) 抑制流涎

(C) 預防嘔吐　　　　　　　　　　　　　　(D) 鎮痛

26. Methoxyflurane (Penthrane®) 吸入後，若經代謝會釋出氟離子，因此長時間麻醉，容易造成何種副作用？

(A) 腎衰竭　　　　　　　　　　　　　　　(B) 呼吸加速

(C) 血壓上升　　　　　　　　　　　　　　(D) 體溫下降

27. 下列有關全身性麻醉劑的描述，何者錯誤？

(A) 脂溶性越高的麻醉劑，其產生麻醉作用所需要的濃度越高

(B) Ketamine 會刺激交感神經活性，使心跳及血壓上升

(C) 溶解度較差的氣體麻醉劑，其恢復期較短；反之，高溶解度的氣體麻醉劑恢復期較長

(D) 麻醉劑的效價 (potency) 與最低肺泡麻醉濃度 (minimum alveolar anesthetic concentration, MAC) 成反比

28. 當吸入性麻醉劑 Halothane 合併使用下列何種肌肉鬆弛劑，較有可能產生惡性高熱症 (malignant hyperthermia)？

(A) Tubocurarine

(B) Atracurium

(C) Pancuronium

(D) Succinylcholine

29. 何者的最低肺泡濃度 (minimal alveolar concentration) 值最小，麻醉效力最強？

(A) Halothane

(B) Enflurane

(C) Nitrous oxide

(D) Methoxyflurane

30. 下列何者之肝毒性最強？

(A) Halothane

(B) Isoflurane

(C) Desflurane

(D) Enflurane

31. Thiopental 為超短效巴比妥藥物 (barbiturates)，最主要適用於下列何種用途？

(A) 抗癲癇

(B) 治療失眠

(C) 抗焦慮

(D) 全身麻醉誘導

32. 下列何種藥物常用於麻醉前給藥，以減少支氣管、唾液腺分泌？

(A) Carbachol

(B) Atropine

(C) Physostigmine

(D) Neostigmine

33. 鎮靜劑往往於麻醉前使用，主要的原因為何？

(A) 可舒緩病人緊張並增強麻醉效果

(B) 可以降低術後的疼痛

(C) 此類藥物具有直接的麻醉效果

(D) 可以讓病人於術後快速清醒

34. 手術前，進行麻醉誘導的目的，在於避免病人出現下列哪一期 (stage) 麻醉深度的症狀？

(A) stage Ⅰ

(B) stage Ⅱ

(C) stage Ⅲ

(D) stage Ⅳ

35. Ketamine 當作麻醉劑使用時，主要的副作用為何？

(A) 癲癇發作

(B) 姿態性低血壓

(C) 易產生幻覺

(D) 產生憂鬱症狀

36. 吸入性全身麻醉劑的 MAC (minimal alveolar concentration) 數值越小，其所代表的意義為何？

(A) 麻醉劑強度越大

(B) 麻醉劑強度越小

(C) 麻醉劑溶解度越低

(D) 腦部的吸收率越差

37. 使用下列何種吸入性麻醉劑，最易引起心律不整 (cardiac arrhythmia) 之副作用？

(A) Desflurane

(B) Halothane

(C) Isoflurane

(D) Sevoflurane

38. 下列局部麻藥何者較不會引起過敏反應？

(A) Procaine

(B) Lidocaine

(C) Cocaine

(D) Tetracaine

39. Lidocaine 除了具有局部麻醉的作用外，還具下列何種藥理作用？

(A) 抗癲癇

(B) 升血壓

(C) 抗心律不整

(D) 抗憂鬱

40. Epinephrine 常與局部麻醉劑合用，其目的為何？

(A) 侷限藥物吸收，以延長效果

(B) 抑制神經興奮

(C) 血壓上升

(D) 強心劑

41. 增加細胞外的何種離子濃度，可以加強局部麻醉劑的作用？

(A) 鈉   (B) 鉀

(C) 鈣   (D) 氯

42. 局部麻醉劑的主要作用機轉是經由抑制周邊神經的何種離子通道？

(A) 鈉   (B) 鉀

(C) 鈣   (D) 氯

43. 增加細胞外的何種離子濃度可以對抗局部麻醉劑的作用？

(A) 鈉   (B) 鉀

(C) 鈣   (D) 氯

44. 局部麻醉劑（例如 Procaine）可以抑制神經細胞之興奮性，主要是抑制下列何種離子通道？

(A) 鈣   (B) 鉀

(C) 氯   (D) 鈉

45. 兼具有局部麻醉作用之抗心律不整用藥為何？

(A) Lidocaine   (B) Procainamide

(C) Amiodarone   (D) Verapamil

46. Epinephrine 與局部麻醉劑合用的目的是？

(A) 使血管收縮，藥物作用於局部時間延長

(B) 維持血壓

(C) 使局部麻醉劑可到達全身

(D) 減輕焦慮緊張等中樞系統不適

47. 下列何種藥物常與局部麻醉劑合用，延長麻醉時間，減少麻醉劑的用量？

(A) Isoproterenol

(B) Epinephrine

(C) Prazosin

(D) Dobutamine

48. 酯類 (ester) 局部麻醉藥在體內的作用時間較短，其最主要的原因為何？

(A) 無法有效被吸收

(B) 易被膽鹼酯酶水解

(C) 易被肝臟代謝

(D) 不易擴散進入皮下

49. 局部麻醉劑使用在發炎組織時其藥效降低，最主要的原因為何？

(A) 局部組織的 pH 值下降，使藥物的脂溶性降低

(B) 局部組織的 pH 值上升，使藥物的脂溶性降低

(C) 發炎因子干擾藥效

(D) 藥物在發炎組織易產生抗藥性

解答：

1.A	2.C	3.B	4.C	5.C	6.D	7.C	8.A	9.A	10.B	11.B	12.D	13.A	14.D	15.A	16.B	17.C	18.C	19.A	20.B
21.D	22.B	23.D	24.C	25.D	26.A	27.A	28.D	29.D	30.A	31.D	32.B	33.A	34.B	35.C	36.A	37.B	38.B	39.C	40.A
41.B	42.A	43.C	44.D	45.A	46.A	47.B	48.B	49.A											

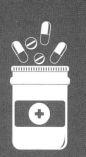

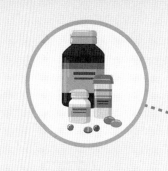

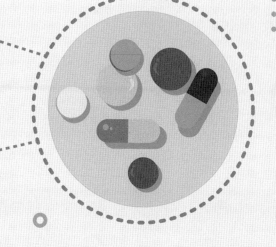

CHAPTER **04**

中樞神經系統藥物 (三)：
抗精神病藥物

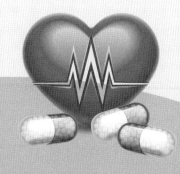

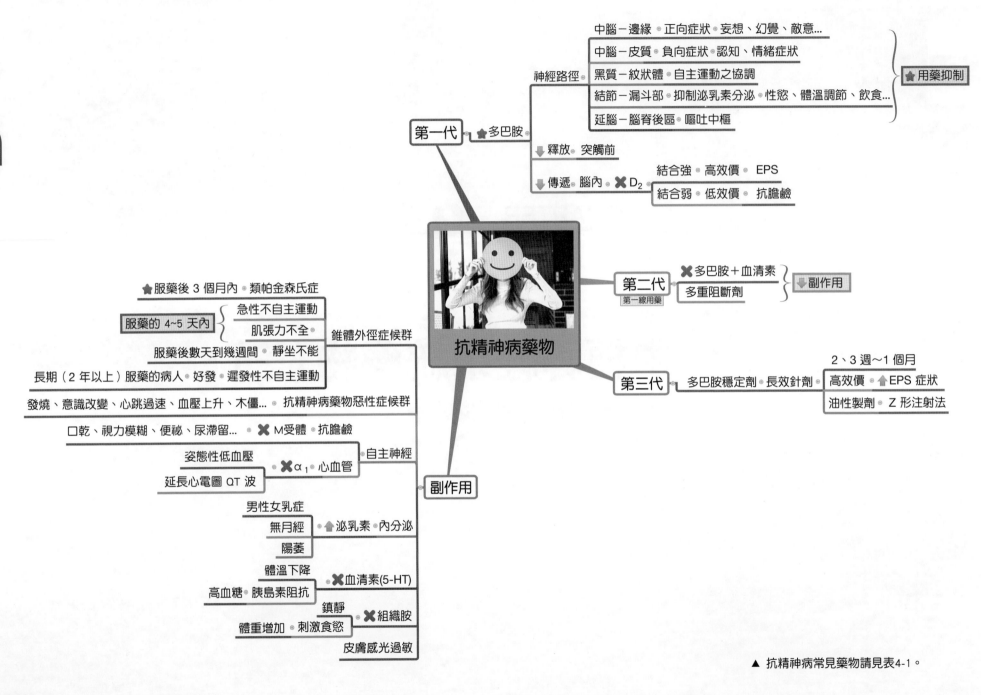

第一代 • ⭐多巴胺 •
神經路徑 •
　中腦－邊緣 • 正向症狀 • 妄想、幻覺、敵意...
　中腦－皮質 • 負向症狀 • 認知、情緒症狀
　黑質－紋狀體 • 自主運動之協調
　結節－漏斗部 • 抑制泌乳素分泌 • 性慾、體溫調節、飲食...
　延腦－腦脊後區 • 嘔吐中樞
　　　　　　　　🔲用藥抑制

⬇釋放 • 突觸前

⬇傳遞 • 腦內 • ✖D₂ •
　結合強 • 高效價 • EPS
　結合弱 • 低效價 • 抗膽鹼

抗精神病藥物

第二代
第一線用藥
　✖多巴胺＋血清素
　多重阻斷劑
　　　　⬇副作用

第三代 • 多巴胺穩定劑 • 長效針劑 •
　　　　　2、3週～1個月
　高效價 • ⬆EPS 症狀
　油性製劑 • Z 形注射法

副作用 •

錐體外徑症候群 •
　⭐服藥後 3 個月內 • 類帕金森氏症
　服藥的 4~5 天內 •
　　急性不自主運動
　　肌張力不全
　服藥後數天到幾週間 • 靜坐不能
長期（2 年以上）服藥的病人 • 好發 • 遲發性不自主運動

發燒、意識改變、心跳過速、血壓上升、木僵... • 抗精神病藥物惡性症候群

自主神經 •
　口乾、視力模糊、便祕、尿滯留... • ✖M受體 • 抗膽鹼
　心血管 • ✖α₁ •
　　姿態性低血壓
　　延長心電圖 QT 波

內分泌 • ⬆泌乳素 •
　男性女乳症
　無月經
　陽萎

✖血清素(5-HT) •
　體溫下降
　高血糖 • 胰島素阻抗

✖組織胺 •
　鎮靜
　體重增加 • 刺激食慾

皮膚感光過敏

▲ 抗精神病常見藥物請見表4-1。

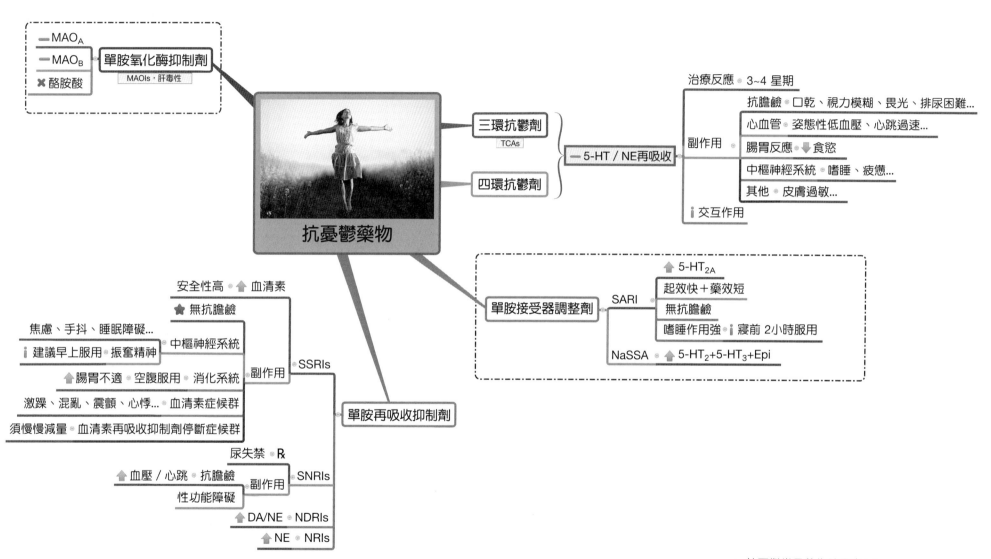

CHAPTER
04

抗憂鬱藥物

單胺氧化酶抑制劑
MAOIs，肝毒性
— MAO_A
— MAO_B
✖ 酪胺酸

三環抗鬱劑
TCAs

四環抗鬱劑

— 5-HT / NE再吸收

治療反應 ● 3~4 星期

副作用
- 抗膽鹼 ● 口乾、視力模糊、畏光、排尿困難...
- 心血管 ● 姿態性低血壓、心跳過速...
- 腸胃反應 ● ⬇食慾
- 中樞神經系統 ● 嗜睡、疲憊...
- 其他 ● 皮膚過敏...

ℹ 交互作用

單胺接受器調整劑

SARI
- ⬆ 5-HT_{2A}
- 起效快＋藥效短
- 無抗膽鹼
- 嗜睡作用強 ● ℹ 寢前 2小時服用

NaSSA ● ⬆ 5-HT_2+5-HT_3+Epi

單胺再吸收抑制劑

SSRIs

安全性高 ● ⬆ 血清素

★ 無抗膽鹼

副作用
- 中樞神經系統
  - 焦慮、手抖、睡眠障礙...
  - ℹ 建議早上服用 ● 振奮精神
- 消化系統 ● ⬆腸胃不適 ● 空腹服用
- 血清素症候群 ● 激躁、混亂、震顫、心悸...
- 血清素再吸收抑制劑停斷症候群 ● 須慢慢減量

SNRIs
副作用
- 尿失禁 ● ℞
- 抗膽鹼 ● ⬆血壓 / 心跳
- 性功能障礙

NDRIs ● ⬆ DA/NE

NRIs ● ⬆ NE

▲ 抗憂鬱常見藥物請見表4-2。

表 4-1　抗精神病常見藥物

CHAPTER 04

藥物名（商品名）	成人劑量 (mg/day)	效價
第一代 phenothiazine 衍生物 1. Aliphatic 類：**Chlorpromazine** (Wintermin®、Morefine®、Coliman®、Winsumin®)	50~800	低
2. Piperidine 類：Thioridazine (Melleril®、Mellazine®)	50~800	低
3. Piperazine 類：		
・ Perphenazine (Trilafon®、Triomin®)	3~24	高
・ Trifluoperazine (Fluzine®、Stelazin®)	2~30	高
・ Fluphenazine (**Fluphenazine Decanoate®**、Modecate®)	12.5~25	高
thioxanthene 衍生物		
・ **Thiothixene** (**Navane®**)	6~30	高
・ Flupenthixol (Fluanxol®)	3~9	高
・ Flupenthixol (Fluanxol depot®) （長效針劑）	20 mg ／ 2 週	高
・ Zuclopenthixol (Clopixol®)	30~10	高
butyrophenone 衍生物		
・ **Haloperidol** (**Haldol®**、Binin-U®、Apo-Haloperidol®)	1~15	高
・ Haloperidol (Haldol Decanoate®) （長效針劑）	50~300 mg ／ 3~4 週	高
dibenzoxazepine 衍生物		
・ Loxapine (Loxapac®)	25~250	中
diphenylbutypiperidines 衍生物		
・ Pimozide (Orap®)	2~10	高
benzamide 衍生物		
・ **Sulpiride** (Dogmatyl®、Susine®、Sulpyride®)	200~1,200	低
dibenzothiazepune 衍生物		
・ Clothiapine (Etumine®)	40~200	低

表 4-1 抗精神病常見藥物（續）

藥物名（商品名）	成人劑量 (mg/day)	效價
第二代 血清素及多巴胺阻斷劑 (serotonin-dopamine antagonist, SDA)		—
• **Risperidone** (Risperdal®)	6~16	
• Risperidone (Risperidal Consta®)（長效針劑）	25~37.5 mg／2 週	
• Ziprasidone (Geodon®)	40~160	
• Paliperidone (Invega®)	3~12	
• Paliperidone (Invega Sustenna®)（長效針劑）	100 mg／4 週	
• Lurasidone (Latuda®)	40~160	
第二型及第三型多巴胺特別性接受器阻斷劑 (specific D$_2$/D$_3$ antagonist)		—
• **Amisulpride (Solian®)**	400~800	
混合型受體阻斷劑 (mixed receptor antagonists)		—
• **Clozapine** (Clozaril®、Clopine®、Zapine®、Mezapin®、Uspen®)	300~900	
• Olanzapine (Zyprexa®)	10~15	
• Olanzapine (Zyprexa Zydis®)（口溶）	10~15	
• Olanzapine (Zyprexa RAIM®)（注射）	10~30	
• Quetiapine (Seroquel®)	50~400	
• Zotepine (Lodopin®)	75~300	
第三代 局部性多巴胺接受器促進劑 (partial dopamine agonist)		—
• Aripiprazole (Abilify®)	10~30	
• Aripiprazole (Abilify Maintena®)（長效針劑）	400 mg／4 週	

◎參考資料：楊翠媛(2022)·肌體治療·於蕭淑貞總校閱，精神科護理學（六版，162-163）·新文京。

CHAPTER 04

表 4-2　抗憂鬱常見藥物

藥物名（商品名）		成人劑量 (mg/day)
三環抗鬱劑 (TCAs)	二級胺 (secondary) • Desipramine (Norpramin®) • Nortriptyline (Aventyl®、Pamelor®) • Protriptyline (Vivactil®)	75~100 50~150 30~60
	三級胺 (tertiary) • Amitriptyline (Saroten®、Elavil®、Tryptanol®) • Clomipramine (Anafranil®) • Doxepin (Sinequan®) • **Imipramine** (Fronil®、**Tofranil**®) • Trimipramine (Surmontil®)	 75~300 75~250 100~300 75~300 75~100
四環抗鬱劑	• Maprotiline (Ludiomil®) • **Mianserine** (Tolvon®、**Norval**®)	75~150 30~60
單胺氧化酶抑制劑	傳統單胺氧化酶抑制劑 (traditional MAOIs) • Isocarboxazid (Marplan®) • Tranylcypromine (Parnate®) • **Phenelzine** (**Nardil**®) • Nialamide (**Niamid**®)	 20~60 20~60 45~90 70~300
	可逆性 A 型單胺氧化酶抑制劑 (RIMA/MAO$_A$I) • **Moclobemide** (Aurorix®)	 150~600
	可逆性 B 型單胺氧化酶抑制劑 (MAO$_B$I) • Selegiline (Deprenyl®)	 5~10

表 4-2　抗憂鬱常見藥物（續）

藥物名（商品名）		成人劑量 (mg/day)
單胺再吸收抑制劑	選擇性血清素再吸收抑制劑 (SSRIs)	
	• Fluoxetine (**Prozac**®)	40~80
	• Fluvoxamine Maleate (Luvox®)	100~300
	• **Sertraline HCl** (**Zoloft**®)	50~150
	• Citalopram (Cipram®)	20~40
	• Escitalopram (Cipratex®、Lexapro®)	10~20
	• Paroxetine (Paxil®、Seroxat®)	20~60
	血清素及正腎上腺素再吸收抑制劑 (SNRIs)	
	• Venlafaxine (**Efexor**®)	75~375
	• Duloxetine (Cymbalta®)	30~120
	• Milnacipran (Ixel®)	50~100
	正腎上腺素及多巴胺再吸收抑制劑 (NDRIs)	
	• Bupropion HCl (**Wellbutrin**®)	150~450
	正腎上腺素再吸收抑制劑 (NRIs)	
	• Reboxetine (Enronax®、Vestra®)	4~10
單胺接受器調整劑	血清素抑制劑 (SARI)	
	• Trazodone (Desyrel®、Mesyrel®)	150~600
	正腎上腺素及血清素拮抗劑 (NaSSA)	
	• Mirtazapine (Remeron®)	30~45

◎參考資料：楊翠媛(2022)·肌體治療·於蕭淑貞總校閱，*精神科護理學*（六版，172-173）·新文京。

CHAPTER 04

課後複習

1. 下列藥物中何者最容易產生錐體外徑症候群 (extrapyramidal syndrome, EPS) 的副作用？
   (A) Chlorpromazine (Wintermin)
   (B) Sulpiride (Dogmatyl)
   (C) Haloperidol (Haldol)
   (D) Olanzapine (Zyprexa)

2. 在照顧精神疾病病人服藥時，下列關於評估病人可能出現服藥副作用的敘述，何者正確？
   (A) 服用 Clozapine 者最需要注意靜坐不能 (akathisia) 的發生，應評估其焦躁、來回走動的情形
   (B) 服用 Chlorpromazine 者最需要注意光過敏反應的發生，應提醒避免直接日曬
   (C) 服用 Haloperidol 者最需要注意體重增加與月經不規則的可能，應主動給予護理指導
   (D) 服用 Sulpiride 者最需要注意顆粒性白血球缺乏症的發生，謹慎監測全血球計數

3. 精神病人服用下列何種藥物後，最有可能產生顆粒性白血球缺乏症？
   (A) Clozapine (CLZ)
   (B) Haloperidol (HAL)
   (C) Risperidone (RIS)
   (D) Ziprasidone (ZIP)

4. 王小姐是一位小學老師，1 個月前開始躺床睡不著，也不想起來，三天三夜不想吃、不想喝。體重減輕 4 公斤，原本喜歡的、有興趣的、覺得好玩的活動及聚會都不想參加。情緒低落，沒力氣做家事。入院治療後，診斷為憂鬱症。王小姐最可能被投予下列何種抗鬱藥物？
   (A) Haldol (Haloperidol)
   (B) Prozac (Fluoxetine)
   (C) Tegretol (Carbamazepine)
   (D) Valium (Diazepam)

5. 有關病人服用精神科相關藥物的反應及處置，下列何者最適當？
   (A) 病人開始服用 Venlafaxine (Efexor®) 若抱怨有噁心感 (nausea)，應建議立即停藥或換藥
   (B) 觀察到剛服用 Mirtazapine (Remeron®) 的病人有鎮靜 (sedation) 表現，應建議立即停藥或換藥

(C) 服用選擇性血清素再吸收抑制劑 (selective serotonin reuptake inhibitor, SSRI) 的病人，可衛教其自我限制熱量攝取，因為其體重隨時會增加

(D) 觀察到服用 Haloperidol (Haldol®) 的病人有遲發性不自主運動 (tardive dyskinesia) 的表現，應建議立即停藥或換藥

6. 李先生罹患思覺失調症多年，因服藥遵從性不佳致經常發病住院治療，住院後，護理師評估後與醫師討論，醫囑開立 Risperidone (Risperiodone consta) 25 mg 肌肉注射，下列何項正確？ (1) 藥物性質為油性　(2) 推藥速度宜快速　(3) 注射後不可按摩　(4) 限臀部深層肌肉注射。

CHAPTER 04

(A) (1)(2)(3)

(B) (1)(2)(4)

(C) (1)(3)(4)

(D) (2)(3)(4)

7. 有關抗精神病藥物的敘述，下列何者藥理作用最能歸屬於「第二型及第三型多巴胺特別性接受器阻斷劑 (specific D2/D3 antagonist)」？

(A) Amisulpride (Solian®)

(B) Olanzapine (Zyprexa®)

(C) Risperidone (Risperdal®)

(D) Ziprasidone (Geodon®)

8. 近年研發的 Risperidone 對於思覺失調症具有極佳療效，下列何者為此藥的主要作用？

(A) 主要與中樞神經系統內之 GABA 神經傳導物質結合，以緩解精神症狀

(B) 作用在抑制乙醯膽鹼酶以緩解精神症狀

(C) 增加鈉離子流入及鉀離子流出神經細胞膜以緩解精神症狀

(D) 透過阻斷多巴胺改善正性症狀，也作用於血清素改善負性症狀

9. 一位憂鬱症病人目前正在服用選擇性血清素回收抑制劑 (SSRI) 藥物 Paroxetine (Prozac)，同時也服用抗精神病藥物 Clozapine (Clozaril)，二種藥物合用可能產生何種交互作用？

(A) 循環功能減弱

(B) 增加痙攣的危險性

(C) 出現骨髓抑制加成效果

(D) 增加中樞神經系統抑制

10. 朱先生，診斷為思覺失調症 (schizophrenia)，持續服用第二代抗精神病藥物 Clozaril (clozapine) 中，該藥物的副作用下列何項正確？(1) 顆粒性白血球缺乏症　(2) 低血糖　(3) 口水分泌過多　(4) 代謝症候群。

(A) (1)(2)(3)

(B) (1)(2)(4)

(C) (1)(3)(4)

(D) (2)(3)(4)

11. Bupropion 除可當抗憂鬱藥物外，尚具有何項藥理功能？

(A) 抑制乙醯膽鹼的代謝，可以治療阿茲海默症 (Alzheimer's Disease)

(B) 與 Lithium 合併使用，治療雙極性躁鬱症

(C) 具有抗流感病毒的功效

(D) 抑制個體對 nicotine 的渴求，用以治療菸癮

解答：

1.C	2.B	3.A	4.B	5.D	6.C	7.A	8.D	9.B	10.C	11.D								

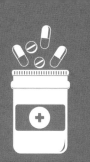

MIND MAPS IN PHARMACOLOGY

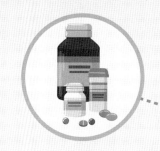

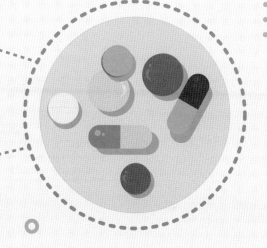

CHAPTER **05**

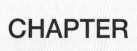

免疫相關藥物

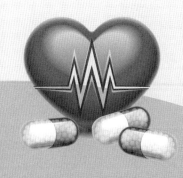

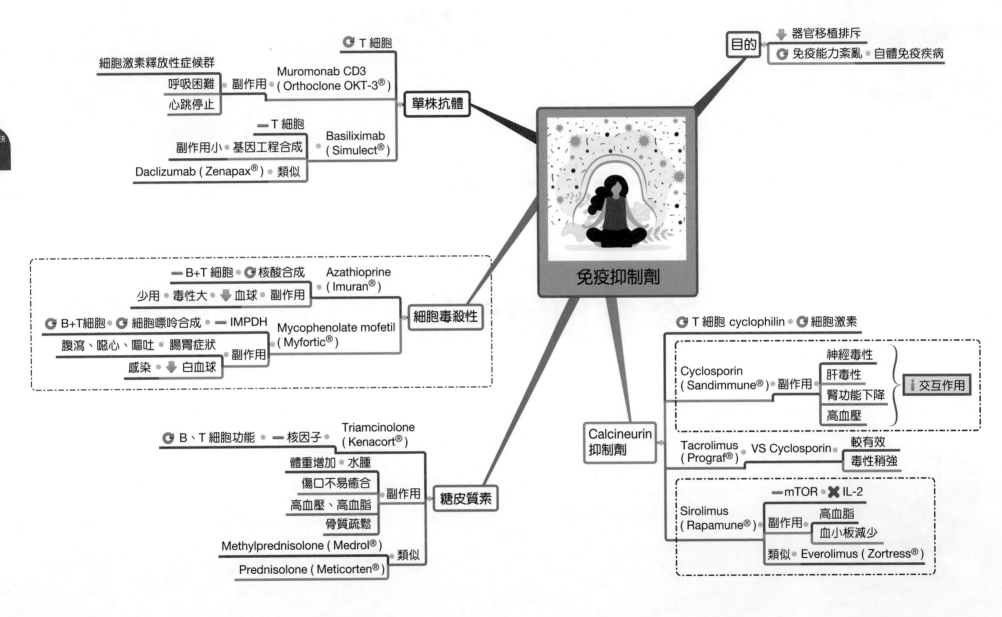

目的 ⬇ 器官移植排斥
🔄 免疫能力紊亂 ● 自體免疫疾病

🔄 T 細胞

Muromonab CD3
(Orthoclone OKT-3®)

細胞激素釋放性症候群
呼吸困難 ● 副作用
心跳停止

— T 細胞

Basiliximab
(Simulect®)

副作用小 ● 基因工程合成

Daclizumab (Zenapax®) ● 類似

單株抗體

免疫抑制劑

— B+T 細胞 ● 🔄 核酸合成 Azathioprine
(Imuran®)

少用 ● 毒性大 ● ⬇ 血球 ● 副作用

🔄 B+T細胞 ● 🔄 細胞嘌呤合成 — IMPDH Mycophenolate mofetil
(Myfortic®)

腹瀉、噁心、嘔吐 ● 腸胃症狀 ● 副作用
感染 ● ⬇ 白血球

細胞毒殺性

🔄 B、T 細胞功能 ● — 核因子 Triamcinolone
(Kenacort®)

體重增加 ● 水腫
傷口不易癒合
高血壓、高血脂 ● 副作用
骨質疏鬆

Methylprednisolone (Medrol®)

Prednisolone (Meticorten®) ● 類似

糖皮質素

Calcineurin
抑制劑

🔄 T 細胞 cyclophilin ● 🔄 細胞激素

Cyclosporin
(Sandimmune®) ● 副作用

神經毒性
肝毒性
腎功能下降
高血壓

ℹ 交互作用

Tacrolimus
(Prograf®) ● VS Cyclosporin

較有效
毒性稍強

Sirolimus
(Rapamune®)

— mTOR ● ✖ IL-2

副作用

高血脂
血小板減少

類似 ● Everolimus (Zortress®)

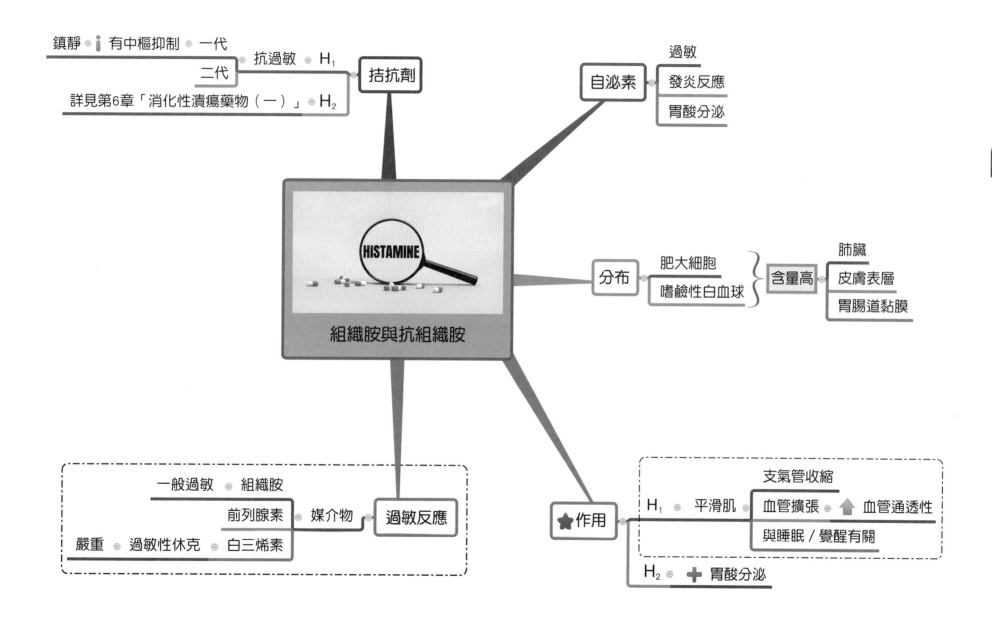

鎮靜 ⊙ ┃ 有中樞抑制 ⊙ 一代

二代 —— 抗過敏 ⊙ H_1

詳見第6章「消化性潰瘍藥物（一）」⊙ H_2 —— 拮抗劑

過敏

自泌素 —— 發炎反應

胃酸分泌

HISTAMINE

組織胺與抗組織胺

肥大細胞

分布 ⊙ —— 嗜鹼性白血球 —— 含量高

肺臟

皮膚表層

胃腸道黏膜

一般過敏 ⊙ 組織胺

前列腺素 ⊙ 媒介物 —— 過敏反應

嚴重 ⊙ 過敏性休克 ⊙ 白三烯素

支氣管收縮

H_1 ⊙ 平滑肌 ⊙ 血管擴張 ⊙ 🔺 血管通透性

與睡眠／覺醒有關

★ 作用

H_2 ⊙ ➕ 胃酸分泌

CHAPTER
05

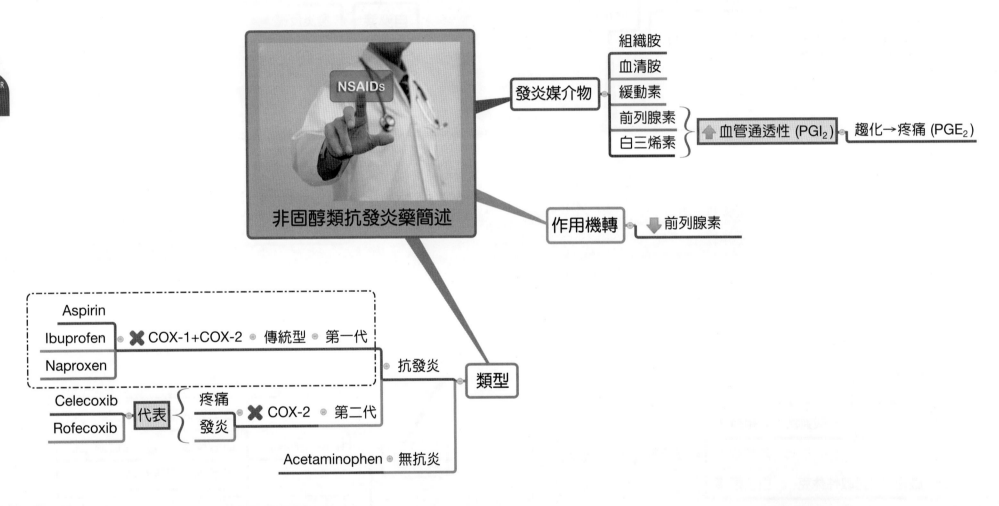

NSAIDs

非固醇類抗發炎藥簡述

發炎媒介物
組織胺
血清胺
緩動素
前列腺素
白三烯素
↑血管通透性 (PGI$_2$) ── 趨化→疼痛 (PGE$_2$)

作用機轉 ── ↓前列腺素

Aspirin
Ibuprofen ── ✖ COX-1+COX-2 ── 傳統型 ── 第一代
Naproxen
抗發炎
類型
Celecoxib
代表 { 疼痛 / 發炎 } ✖ COX-2 ── 第二代
Rofecoxib
Acetaminophen ── 無抗炎

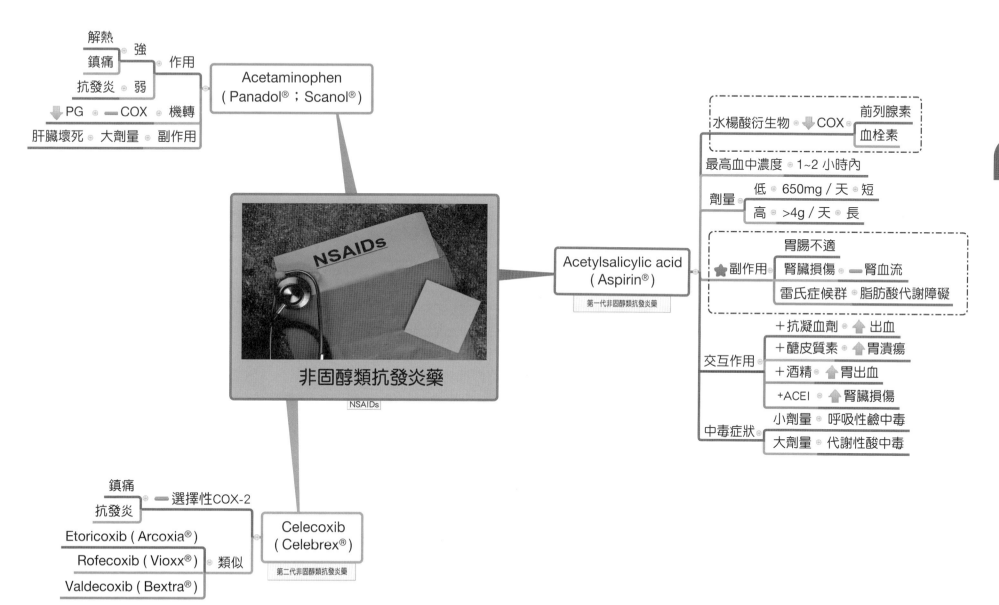

解熱
鎮痛 ◦ 強 ◦ 作用
抗發炎 ◦ 弱
⬇PG ◦ ━COX ◦ 機轉
肝臟壞死 ◦ 大劑量 ◦ 副作用

Acetaminophen
(Panadol® ; Scanol®)

NSAIDs

非固醇類抗發炎藥

NSAIDs

水楊酸衍生物 ◦ ⬇COX ◦ 前列腺素
血栓素
最高血中濃度 ◦ 1~2 小時內
劑量 ◦ 低 ◦ 650mg / 天 ◦ 短
高 ◦ >4g / 天 ◦ 長
★副作用 ◦ 胃腸不適
腎臟損傷 ◦ ━腎血流
雷氏症候群 ◦ 脂肪酸代謝障礙

Acetylsalicylic acid
(Aspirin®)

第一代非固醇類抗發炎藥

＋抗凝血劑 ◦ ⬆出血
＋醣皮質素 ◦ ⬆胃潰瘍
交互作用 ◦ ＋酒精 ◦ ⬆胃出血
+ACEI ◦ ⬆腎臟損傷
中毒症狀 ◦ 小劑量 ◦ 呼吸性鹼中毒
大劑量 ◦ 代謝性酸中毒

鎮痛 ◦ ━選擇性COX-2
抗發炎
Etoricoxib (Arcoxia®)
Rofecoxib (Vioxx®) ◦ 類似
Valdecoxib (Bextra®)

Celecoxib
(Celebrex®)

第二代非固醇類抗發炎藥

課後複習

1. 下列何種藥物可抑制身體對移植腎臟的排斥？

   (A) Cyclophosphamide
   (B) Vincristine
   (C) Cyclosporine
   (D) Cyclophosphamide

2. 免疫抑制劑 Cyclosporine 降低淋巴球細胞產生細胞激素 (cytokine) 的機轉，主要在於結合 cyclophilin，以抑制下列何種細胞酵素？

   (A) Isomerase（異構轉化酶）

   (B) Calcineurin

   (C) RNA polymerase（RNA 聚合酶）

   (D) Monophosphate dehydrogenase（單磷酸去氫酶）

3. 下列何者不是免疫抑制劑？

   (A) Cyclosporine
   (B) Zidovudine (AZT)
   (C) Azathioprine
   (D) Cyclophosphamide

4. 抗排斥藥物 Tacrolimus 的作用機轉主要為抑制細胞內 calcineurin 的活性，以降低下列何種物質的生合成？

   (A) 前列腺素 (prostaglandins)
   (B) 白三烯素 (leukotrienes)
   (C) 細胞激素 (cytokines)
   (D) 組織胺 (histamine)

5. 下列何者為抗 CD3 單株抗體 (muromonab-CD3) 的主要副作用？

   (A) Cushing 氏症候群

   (B) 骨髓抑制作用

   (C) 細胞激素 (cytokine) 釋放性症候群

   (D) 猛暴性肝炎

6. Cyclosporine 在臨床上主要治療之適應症為何？

   (A) 高血壓   (B) 器官排斥

   (C) 偏頭痛   (D) 細菌感染

7. 下列何者免疫抑制劑與 Allopurinol 併用時要減少劑量？

   (A) Azathioprine   (B) Cyclosporine

   (C) Tacrolimus   (D) Thalidomide

8. Cyclosporine 選擇性抑制淋巴球 T 細胞之活化，常與皮質類固醇併用，其主要臨床用途為何？

   (A) 預防器官移植排斥   (B) 治療氣喘

   (C) 預防骨質疏鬆   (D) 治療 G(+) 球菌之感染

9. 下列何種免疫抑制劑可抑制輔助型 T 細胞 (T helper cell) 內之酵素 calcineurin，而達到免疫抑制作用？

   (A) Azathioprine   (B) Mycophenolate mofetil

   (C) Prednisone   (D) Tacrolimus

10. 下列何種免疫抑制劑可和細胞內蛋白 cyclophilin 結合，抑制 T 細胞之活化，進而達到免疫抑制作用？

   (A) Azathioprine   (B) Mycophenolate mofetil

   (C) Prednisone   (D) Cyclosporine

11. 免疫抑制劑 Sirolimus（又稱 Rapamune）可緩解免疫組織損壞。此藥物在淋巴細胞作用之敘述，何者正確？

   (A) 降低 calcineurin 的活性

   (B) 減少淋巴激素 (IL-2) 產生

   (C) 抑制 mTOR，影響細胞週期

   (D) 抑制 purine 生合成

12. 器官移植所引發的急性排斥作用，可運用 Cyclosporine 以緩解免疫性組織損壞，其藥理作用機制為何？

    (A) 降低淋巴激素 (IL-2) 產生

    (B) 降低淋巴激素 (IL-10) 產生

    (C) 抑制 purine 生合成

    (D) 螯合 DNA 的作用

13. 免疫抑制劑 Mycophenolate mofetil 用於腎臟移植時，可減少淋巴細胞異常增殖而緩解腎臟排斥作用，其作用機轉為何？

    (A) 抑制 purine 的生合成

    (B) 抑制 calcineurin 的活性

    (C) 螯合 DNA 的作用

    (D) 抑制轉錄因子 NFAT 的活性

14. 下列關於 Acetaminophen 臨床應用之作用機制，何者正確？

    (A) 抑制血小板環氧酶 (cyclooxygenase) 之活性以抑制凝血功能

    (B) 抑制關節部位前列腺素 (prostaglandins) 之生成以抑制發炎反應

    (C) 抑制胃腸部位環氧酶之活性而引發腸胃不適

    (D) 抑制中樞部位前列腺素之生成以產生解熱作用

解答：

1.C	2.B	3.B	4.C	5.C	6.B	7.A	8.A	9.D	10.D	11.C	12.A	13.A	14.D					

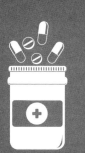

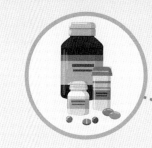

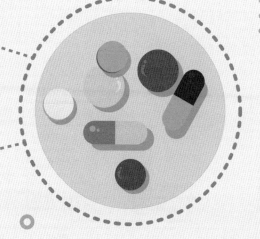

CHAPTER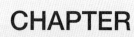

消化系統藥物

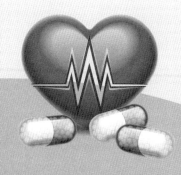

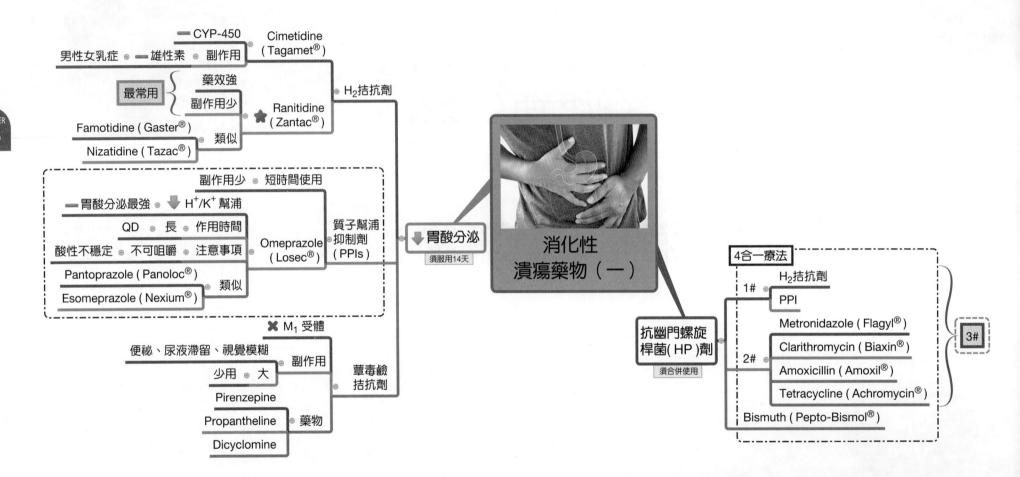

男性女乳症 ● ━ 雄性素 ● 副作用
━ CYP-450
Cimetidine (Tagamet®)

最常用 ┤ 藥效強 / 副作用少 ● ★ Ranitidine (Zantac®) ● H₂拮抗劑

Famotidine (Gaster®) / Nizatidine (Tazac®) ● 類似

━ 胃酸分泌最強 ● ⬇ H⁺/K⁺ 幫浦
副作用少 ● 短時間使用
QD ● 長 ● 作用時間
酸性不穩定 ● 不可咀嚼 ● 注意事項
Omeprazole (Losec®) ● 質子幫浦抑制劑 (PPIs)
Pantoprazole (Panoloc®) / Esomeprazole (Nexium®) ● 類似

✖ M₁ 受體
便祕、尿液滯留、視覺模糊 ● 副作用
少用 ● 大
Pirenzepine / Propantheline / Dicyclomine ● 藥物 ● 蕈毒鹼拮抗劑

⬇ 胃酸分泌
須服用14天

消化性潰瘍藥物（一）

抗幽門螺旋桿菌(HP)劑
須合併使用

4合一療法
1# ● H₂拮抗劑 / PPI
2# ● Metronidazole (Flagyl®) / Clarithromycin (Biaxin®) / Amoxicillin (Amoxil®) / Tetracycline (Achromycin®)
Bismuth (Pepto-Bismol®)
3#

CHAPTER 06

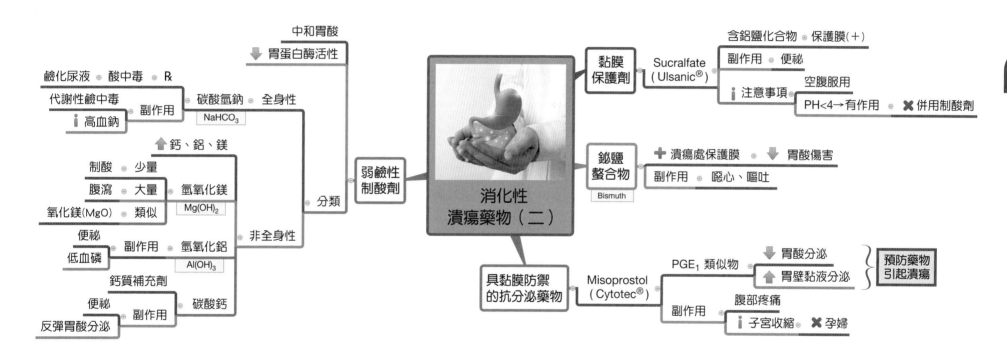

中和胃酸

⬇ 胃蛋白酶活性

鹼化尿液 ● 酸中毒 ● Rx

代謝性鹼中毒

副作用 ● 碳酸氫鈉 ● 全身性

ℹ 高血鈉

NaHCO₃

⬆ 鈣、鋁、鎂

制酸 ● 少量

腹瀉 ● 大量 ● 氫氧化鎂

氧化鎂（MgO）● 類似

Mg(OH)₂

便祕

副作用 ● 氫氧化鋁

低血磷

Al(OH)₃

鈣質補充劑

便祕

副作用 ● 碳酸鈣

反彈胃酸分泌

● 分類

● 非全身性

弱鹼性
制酸劑

黏膜
保護劑

Sucralfate
(Ulsanic®)

含鋁鹽化合物 ● 保護膜（＋）

副作用 ● 便祕

ℹ 注意事項

空腹服用

PH<4→有作用 ● ✖ 併用制酸劑

鉍鹽
螯合物

➕ 潰瘍處保護膜 ⬇ 胃酸傷害

副作用 ● 噁心、嘔吐

Bismuth

消化性
潰瘍藥物（二）

具黏膜防禦
的抗分泌藥物

Misoprostol
(Cytotec®)

PGE₁ 類似物

⬇ 胃酸分泌

⬆ 胃壁黏液分泌

預防藥物
引起潰瘍

副作用

腹部疼痛

ℹ 子宮收縮 ● ✖ 孕婦

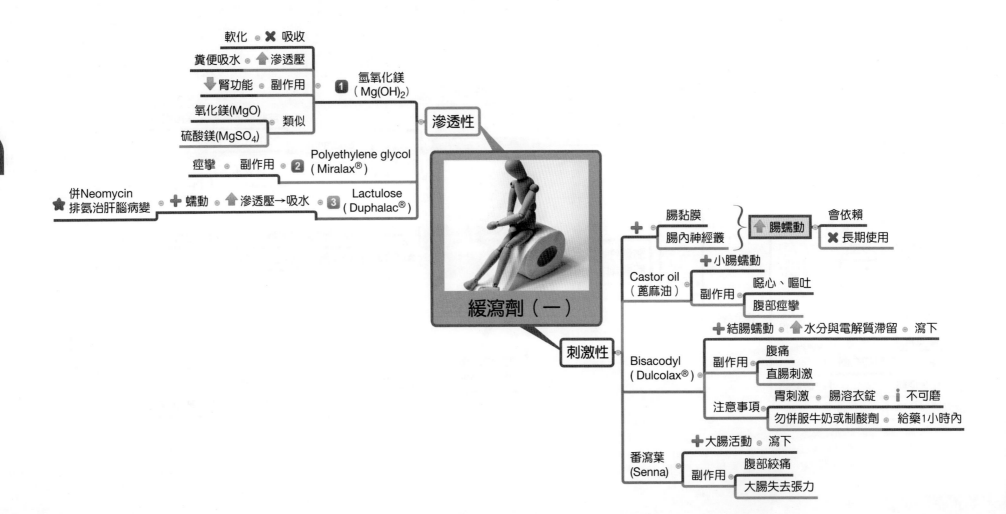

軟化 ● ✘ 吸收

糞便吸水 ● ⬆ 滲透壓

⬇ 腎功能 ● 副作用　❶ 氫氧化鎂（Mg(OH)$_2$）

氧化鎂(MgO)
硫酸鎂(MgSO$_4$)　● 類似

痙攣 ● 副作用 ● ❷ Polyethylene glycol（Miralax®）

併Neomycin
★ 排氨治肝腦病變 ● ✚ 蠕動 ● ⬆ 滲透壓→吸水 ● ❸ Lactulose（Duphalac®）

滲透性

緩瀉劑（一）

✚ 腸黏膜
腸內神經叢 ⬆ 腸蠕動 會依賴
✘ 長期使用

Castor oil（蓖麻油）
✚ 小腸蠕動
副作用 噁心、嘔吐
腹部痙攣

刺激性

Bisacodyl（Dulcolax®）
✚ 結腸蠕動 ● ⬆ 水分與電解質滯留 ● 瀉下
副作用 腹痛
直腸刺激
注意事項 胃刺激 ● 腸溶衣錠 ● ℹ 不可磨
勿併服牛奶或制酸劑 ● 給藥1小時內

番瀉葉(Senna)
✚ 大腸活動 ● 瀉下
副作用 腹部絞痛
大腸失去張力

CHAPTER
06

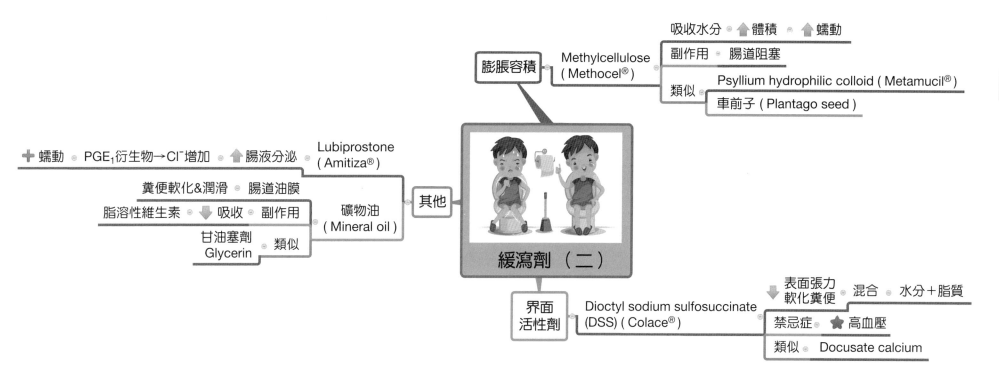

膨脹容積 ── Methylcellulose (Methocel®) ── 吸收水分 ◦ ⬆體積 ◦ ⬆蠕動

副作用 ◦ 腸道阻塞

類似 ── Psyllium hydrophilic colloid (Metamucil®)

車前子 (Plantago seed)

⬆蠕動 ◦ PGE₁衍生物→Cl⁻增加 ◦ ⬆腸液分泌 ── Lubiprostone (Amitiza®)

糞便軟化&潤滑 ◦ 腸道油膜

脂溶性維生素 ◦ ⬇吸收 ◦ 副作用 ── 礦物油 (Mineral oil)

甘油塞劑 Glycerin ◦ 類似

其他

緩瀉劑（二）

界面活性劑 ── Dioctyl sodium sulfosuccinate (DSS) (Colace®) ── ⬇表面張力 軟化糞便 ◦ 混合 ◦ 水分＋脂質

禁忌症 ◦ ★ 高血壓

類似 ◦ Docusate calcium

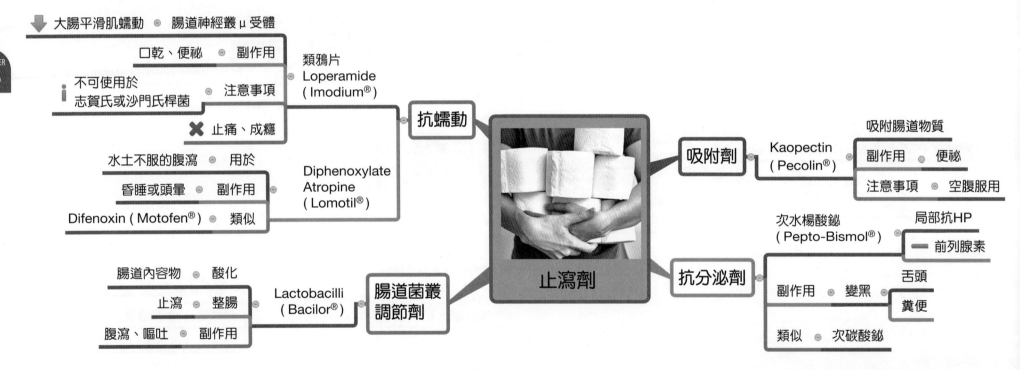

↓ 大腸平滑肌蠕動 ● 腸道神經叢 μ 受體

口乾、便祕 ● 副作用

不可使用於
志賀氏或沙門氏桿菌 ● 注意事項

類鴉片
Loperamide
(Imodium®)

✖ 止痛、成癮

水土不服的腹瀉 ● 用於

昏睡或頭暈 ● 副作用

Difenoxin (Motofen®) ● 類似

Diphenoxylate
Atropine
(Lomotil®)

抗蠕動

止瀉劑

吸附劑

吸附腸道物質

Kaopectin
(Pecolin®)

副作用 ● 便祕

注意事項 ● 空腹服用

腸道內容物 ● 酸化

止瀉 ● 整腸

腹瀉、嘔吐 ● 副作用

Lactobacilli
(Bacilor®)

腸道菌叢
調節劑

抗分泌劑

次水楊酸鉍
(Pepto-Bismol®)

局部抗HP

前列腺素

副作用 ● 變黑

舌頭

糞便

類似 ● 次碳酸鉍

CHAPTER
06

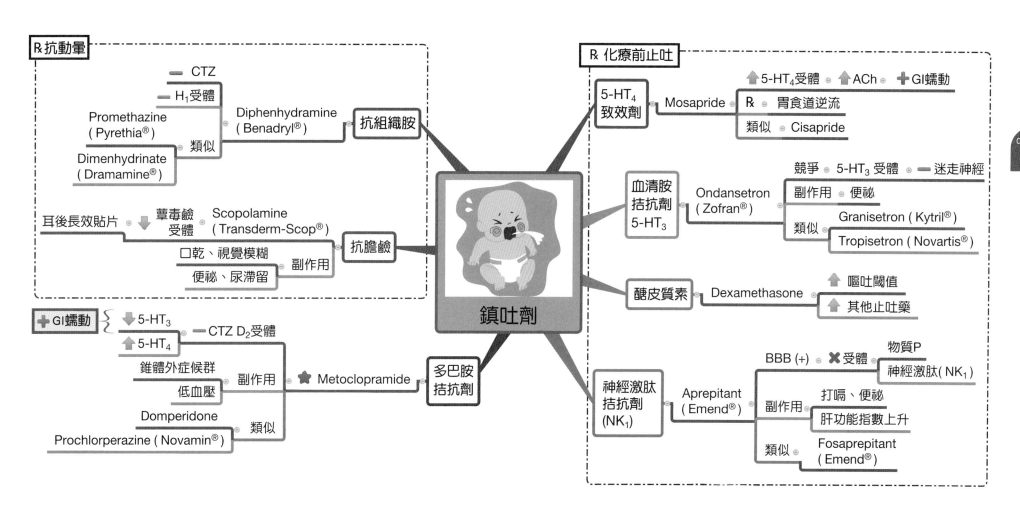

Ҏ 抗動暈

CTZ
H₁受體
Promethazine (Pyrethia®)
類似
Dimenhydrinate (Dramamine®)

Diphenhydramine (Benadryl®)

抗組織胺

耳後長效貼片 ⇩ 蕈毒鹼受體 — Scopolamine (Transderm-Scop®)

口乾、視覺模糊
便祕、尿滯留
副作用

抗膽鹼

✚ GI蠕動
⇩ 5-HT₃
⇧ 5-HT₄
— CTZ D₂受體

錐體外症候群
低血壓
副作用 ☆ Metoclopramide

Domperidone
類似
Prochlorperazine (Novamin®)

多巴胺拮抗劑

鎮吐劑

Ҏ 化療前止吐

5-HT₄ 致效劑 Mosapride
⇧5-HT₄受體 ⇧ACh ✚GI蠕動
Ҏ 胃食道逆流
類似 Cisapride

血清胺拮抗劑 5-HT₃

Ondansetron (Zofran®)
競爭 5-HT₃ 受體 — 迷走神經
副作用 便祕
類似
Granisetron (Kytril®)
Tropisetron (Novartis®)

醣皮質素 Dexamethasone
⇧ 嘔吐閾值
⇧ 其他止吐藥

神經激肽拮抗劑 (NK₁)

Aprepitant (Emend®)
BBB (+) ✖受體 物質P 神經激肽(NK₁)
副作用 打嗝、便祕 肝功能指數上升
類似 Fosaprepitant (Emend®)

069

課後複習

1. 下列何種 H_2-receptor blocker 類抗消化性潰瘍藥物口服生體可用率大於 90%？
   (A) Nizatidine
   (B) Famotidine
   (C) Ranitidine
   (D) Cimetidine

2. 下列何者最適合作為治療消化性潰瘍之「三合一療法」用藥？
   (A) Misoprostol
   (B) Dicyclomine
   (C) Clarithromycin
   (D) Sodium bicarbonate

3. 有關 Misoprostol 的敘述，下列何者正確？
   (A) 無法抑制胃酸分泌
   (B) 懷孕婦女可使用
   (C) 屬於 prostaglandin E_1 的同類物
   (D) 不可與 Mifepristone (RU-486) 同時服用

4. 有關 Misoprostol 的敘述，下列何者正確？
   (A) 是 prostaglandin E_2 的結構相似物
   (B) 可以活化 prostaglandin E_2 受體
   (C) 可增加胃的壁細胞內 cGMP 含量
   (D) 對消化性潰瘍的療效優於質子幫浦 (proton pump) 抑制劑

5. 下列何種前列腺素藥物可用來治療 NSAIDs 引起之消化性潰瘍？
   (A) Misoprostol
   (B) Latanoprost
   (C) Dinoprostone
   (D) Prostacyclin

6. 抗胃潰瘍藥物 Misoprostol 的作用機轉為何？

   (A) 抑制 H^+/K^+ ATPase

   (B) H_2 receptor 拮抗劑

   (C) prostaglandin E_1 之合成化合物

   (D) 酸鹼中和

7. 下列何種制酸劑 (antacid) 最可能使高血壓病人之血壓升高？

   (A) 氫氧化鋁   (B) 氫氧化鎂

   (C) 碳酸鈣   (D) 碳酸氫鈉

CHAPTER 06

8. 關於 Cimetidine 之敘述，下列何者正確？

   (A) 促進 cAMP 之生成

   (B) 促進 cGMP 之生成

   (C) 選擇性 H_1 組織胺受體 (H1-receptor) 抑制劑

   (D) 可用於治療胃酸逆流之心灼熱 (heartburn)

9. 下列何種制酸劑容易產生腹瀉副作用？

   (A) $Al(OH)_3$ (B) $Mg(OH)_2$

   (C) $CaCl_2$ (D) $NaHCO_3$

10. 治療消化性潰瘍的藥物中，下列何者對於胃酸分泌的抑制能力最好？

    (A) 氫離子幫浦抑制劑 (proton pump inhibitors)

    (B) Sucralfate

    (C) 組織胺 H_2 受體拮抗劑

    (D) 制酸劑 (antacids)

11. 下列何種抗胃潰瘍藥物有抑制肝臟細胞色素 P450(cytochrome P450) 的作用？

(A) Ondansetron

(B) Cimetidine

(C) Nizatidine

(D) Ranitidine

12. 使用三合一療法 (triple therapy) 治療幽門桿菌引起的胃潰瘍，不包含下列何種藥物？

(A) Omeprazole

(B) Clarithromycin

(C) Erythromycin

(D) Amoxicillin

13. 一位年輕人時常服用止痛劑來緩解頭痛，最近發現有胃潰瘍情形，下列何種藥物比較有效改善此種胃潰瘍現象？

(A) Sucralfate

(B) Bismuth subsalicylate

(C) Gelusil

(D) Misoprostol

14. 下列何種藥物可作為制酸劑 (antacids)，但容易造成腹瀉的副作用？

(A) Aluminum hydroxide

(B) Bismuth subsalicylate

(C) Calcium carbonate

(D) Magnesium hydroxide

15. Cimetidine 抑制胃酸分泌的藥理作用，為下列何種機轉？

(A) 活化 prostaglandin receptor

(B) 拮抗 H_2 histamine receptor

(C) 拮抗 cholinergic receptor

(D) 抑制 proton pump

16. 有關具黏膜保護作用的 Sucralfate 敘述，下列何者錯誤？

(A) 可與黏膜上帶正電的蛋白質結合

(B) 需要在高 pH 值環境下活化

(C) 不宜與 Omeprazole 併用

(D) 無法預防 Aspirin 造成之消化性潰瘍

17. 下列何種藥物可預防或減輕因使用 Aspirin 造成之消化性潰瘍？

    (A) Biscodyl

    (B) Lactulose

    (C) Misoprostol

    (D) Sorbitol

18. 瀉劑 Castor oil 在腸道中，會水解產生下列何者，進而產生療效作用？

    (A) Anthraquinones

    (B) Bisacodyl

    (C) Ricinoleic acid

    (D) Danthron

19. 下列輕瀉軟便藥物中，何者較適合用於神經損傷長期臥床之病人使用？

    (A) 刺激型輕瀉劑 (stimulant laxatives)

    (B) 滲透性輕瀉劑 (osmotic laxatives)

    (C) 纖維性輕瀉劑 (bulk-forming laxatives)

    (D) 鴉片受體拮抗劑 (opioid receptor antagonists)

20. 下列何種藥物，是藉由活化氯離子通道而增加腸道液體的釋放，用於治療慢性便祕？

    (A) Glycerin suppositories

    (B) Mineral oil

    (C) Lubiprostone

    (D) Aluminum hydroxide

21. 下列何種藥物屬於腸刺激或腸興奮劑，可作為瀉劑？

    (A) Mineral oil

    (B) Castor oil

    (C) Docusate sodium

    (D) Glycerin suppositories

22. 下列何種藥物屬於腸刺激或腸興奮劑，常與含有 docusate 的軟便劑合用，用於治療鴉片類藥物引發之便祕？

    (A) Senna

    (B) Magnesium citrate

    (C) Bismuth subsalicylate

    (D) Diphenoxylate

CHAPTER
06

23. 有關鴉片類止瀉藥物 Loperamide 的敘述，下列何者正確？

    (A) 會影響中樞神經

    (B) 作用機轉為直接抑制大腸平滑肌蠕動，並減少 acetylcholine 釋出

    (C) 適合中毒性腹瀉

    (D) 能同時吸著氣體、細菌及刺激物

24. 下列止瀉劑中，何者可增加腸道分節性收縮，屬於類鴉片之藥物？

    (A) Bismuth

    (B) Loperamide

    (C) Pectin

    (D) Dicyclomine

25. 下列何種止瀉劑，其結構式與 Haloperidol 相似，且能作用在 opiate receptors？

    (A) Bismuth

    (B) Loperamide

    (C) Simethicone

    (D) Cholestyramine

26. 下列有關各藥之用途，何者錯誤？

    (A) Noscapine －止咳

    (B) Ammonium chloride －祛痰

    (C) Bisacodyl －止瀉

    (D) Sucralfate －抗潰瘍

27. 下列何者為鴉片類的止瀉劑？

    (A) Atropine

    (B) Scopolamine

    (C) Loperamide

    (D) Bismuth

28. Ondansetron 之止吐機轉為？

    (A) dopamine antagonist

    (B) cholinoceptor antagonist

    (C) histamine antagonist

    (D) serotonin antagonist

29. 癌症化學療法常造成病人嚴重噁心嘔吐的副作用，下列止吐劑藥物何者屬於多巴胺受體拮抗劑？

(A) Dronabinol

(B) Ondansetron

(C) Aprepitant

(D) Metoclopramide

30. Ondansetron 之臨床適應症為？

(A) 細菌性下痢

(B) 腹瀉型腸躁症

(C) 化療 (chemotherapy) 引起之嘔吐

(D) 胃食道逆流症 (gastroesophageal reflux disease)

31. 下列刺激胃腸蠕動的藥物中，何者的作用機轉為拮抗多巴胺 D_2 受體？

(A) Bethanechol

(B) Neostigmine

(C) Erythromycin

(D) Domperidone

32. 下列何者可用於預防和改善暈車和暈船 (motion sickness) 作用？

(A) Scopolamine

(B) Clonidine

(C) Succinylcholine

(D) Atenolol

33. 下列何種藥物是經由抑制多巴胺受體 (dopamine receptor) 而產生止吐作用，可用以治療化療藥物所造成之噁心嘔吐？

(A) Aprepitant

(B) Dexamethasone

(C) Ondansetron

(D) Prochlorperazine

34. 下列何者藥物具有強力止吐作用？

(A) Sibutramine

(B) Tegaserod

(C) Buspirone

(D) Ondansetron

35. 下列何種藥物具有止吐作用，常合併 Metoclopramide 以增強止吐的作用？

(A) Loperamide

(B) Dexamethasone

(C) Lubiprostone

(D) Methylcellulose

36. Metoclopramide 除了具有改善腸胃蠕動緩慢的症狀外，還具有下列何種藥理作用？

(A) 鎮靜

(B) 止吐

(C) 抗焦慮

(D) 降血壓

37. 下列何種藥物是 dopamine antagonist 可加速上胃腸道蠕動？

(A) Simethicone

(B) Colloidal bismuth

(C) Metoclopramide

(D) Omeprazole

38. 下列何種藥物可用來治療患有胃食道逆流的病人？

(A) Cisapride

(B) Methysergide

(C) Sumatriptan

(D) Buspirone

39. 下列何者為拮抗 dopamine 受體之止吐劑？

(A) Ondansetron

(B) Meclizine

(C) Metolclopramide

(D) Scopolamine

40. 下列鎮吐劑，何者是抑制血清素接受器 (serotonin receptor)？

(A) Meclizine

(B) Metoclopramide

(C) Ondansetron

(D) Scopolamine

41. 下列何者鎮吐劑有類似帕金森氏症之副作用？

(A) Cyclizine

(B) Metoclopramide

(C) Ondansetron

(D) Scopolamine

42.化學治療藥物所造成嘔吐的副作用，可由下列何種血清素 5-HT$_3$ 接受體拮抗劑所抑制？

(A) Dexamethasone　　　　　　　　　(B) Nabumetone

(C) Ondansetron　　　　　　　　　　(D) Droperidol

43.Ondansetron 為下列何者之專一性拮抗劑？

(A) H$_2$ 組織胺受體　　　　　　　　　(B) 質子幫浦

(C) AT$_1$ 血管張力素受體　　　　　　(D) 5-HT$_3$ 血清張力素受體

44.下列何種藥物製成經皮吸收製劑，貼於耳後，為長效暈車藥？

(A) Scopolamine　　　　　　　　　　(B) Acetylcholine

(C) Prazosin　　　　　　　　　　　　(D) Propranolol

45.下列抗組織胺藥物中，何者可用於改善蕁麻疹 (urticaria) 症狀，亦常用於預防暈車暈船？

(A) Diphenhydramine　　　　　　　　(B) Loratadine

(C) Fexofenadine　　　　　　　　　　(D) Cetirizine

CHAPTER
06

解答：

1.A	2.C	3.C	4.B	5.A	6.C	7.D	8.D	9.B	10.A	11.B	12.C	13.D	14.D	15.B	16.B	17.C	18.C	19.A	20.C
21.B	22.A	23.B	24.B	25.B	26.C	27.C	28.D	29.D	30.C	31.D	32.A	33.D	34.D	35.B	36.B	37.C	38.A	39.C	40.C
41.B	42.C	43.D	44.A	45.A															

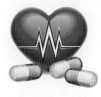
MEMO:

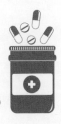

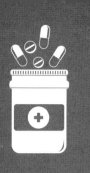

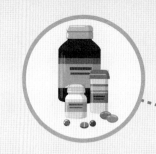
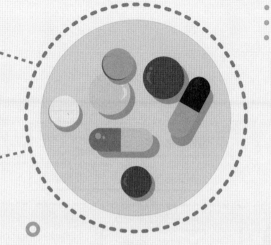
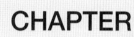

CHAPTER **07**

呼吸系統藥物

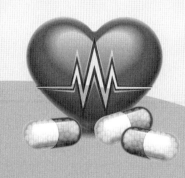

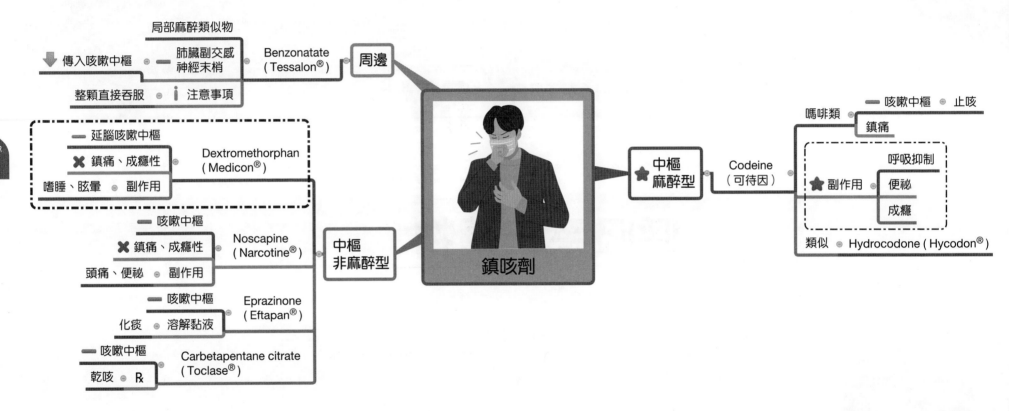

局部麻醉類似物

傳入咳嗽中樞 ── 肺臟副交感神經末梢 ● Benzonatate（Tessalon®） 周邊

整顆直接吞服 ● 注意事項

延腦咳嗽中樞

✘ 鎮痛、成癮性 Dextromethorphan（Medicon®）

嗜睡、眩暈 ● 副作用

咳嗽中樞

✘ 鎮痛、成癮性 Noscapine（Narcotine®） 中樞非麻醉型

頭痛、便祕 ● 副作用

咳嗽中樞 Eprazinone（Eftapan®）

化痰 ● 溶解黏液

咳嗽中樞 Carbetapentane citrate（Toclase®）

乾咳 ● Rx

鎮咳劑

中樞麻醉型 Codeine（可待因）

咳嗽中樞 ● 止咳

嗎啡類 鎮痛

呼吸抑制

✭ 副作用 便祕

成癮

類似 ● Hydrocodone（Hycodon®）

CHAPTER 07

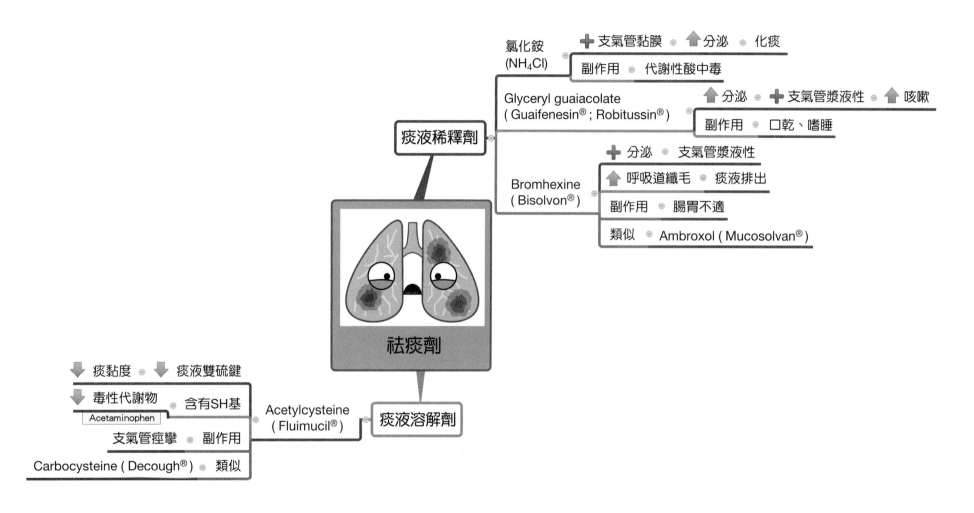

氯化銨
(NH₄Cl)

＋支氣管黏膜 ● ↑分泌 ● 化痰

副作用 ● 代謝性酸中毒

Glyceryl guaiacolate
(Guaifenesin® ; Robitussin®)

↑分泌 ● ＋支氣管漿液性 ● ↑咳嗽

副作用 ● 口乾、嗜睡

痰液稀釋劑

Bromhexine
(Bisolvon®)

＋分泌 ● 支氣管漿液性

↑呼吸道纖毛 ● 痰液排出

副作用 ● 腸胃不適

類似 ● Ambroxol (Mucosolvan®)

祛痰劑

↓痰黏度 ● ↓痰液雙硫鍵

↓毒性代謝物 ● 含有SH基

Acetaminophen

支氣管痙攣 ● 副作用

Acetylcysteine
(Fluimucil®)

痰液溶解劑

Carbocysteine (Decough®) ● 類似

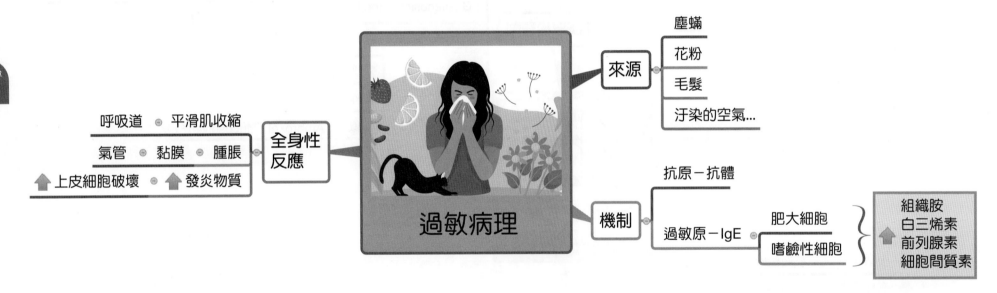

來源
- 塵蟎
- 花粉
- 毛髮
- 汙染的空氣...

全身性反應
- 呼吸道 ◦ 平滑肌收縮
- 氣管 ◦ 黏膜 ◦ 腫脹
- ⬆上皮細胞破壞 ◦ ⬆發炎物質

過敏病理

機制
- 抗原－抗體
- 過敏原－IgE
  - 肥大細胞
  - 嗜鹼性細胞
    - 組織胺
      白三烯素
      ⬆前列腺素
      細胞間質素

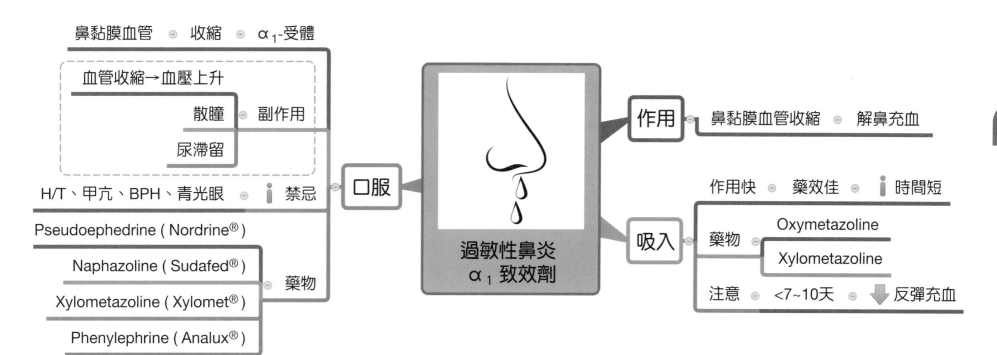

鼻黏膜血管 ⊕ 收縮 ⊕ α₁-受體

血管收縮→血壓上升

散瞳 ⊕ 副作用

尿滯留

H/T、甲亢、BPH、青光眼 ⊕ ❗ 禁忌

Pseudoephedrine (Nordrine®)

Naphazoline (Sudafed®)

Xylometazoline (Xylomet®) ⊕ 藥物

Phenylephrine (Analux®)

口服

過敏性鼻炎
α₁ 致效劑

作用 ⊕ 鼻黏膜血管收縮 ⊕ 解鼻充血

吸入 ⊕

作用快 ⊕ 藥效佳 ⊕ ❗ 時間短

藥物 ⊕ Oxymetazoline

Xylometazoline

注意 ⊕ <7~10天 ⊕ ⬇ 反彈充血

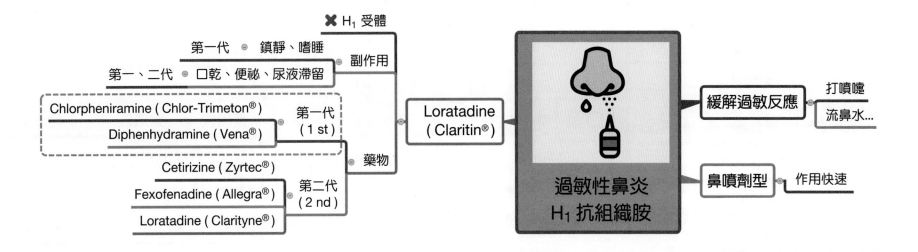

✘ H_1 受體

第一代 ● 鎮靜、嗜睡

第一、二代 ● 口乾、便祕、尿液滯留

副作用

Chlorpheniramine (Chlor-Trimeton®)

Diphenhydramine (Vena®)

第一代
(1 st)

Cetirizine (Zyrtec®)

Fexofenadine (Allegra®)

Loratadine (Clarityne®)

第二代
(2 nd)

藥物

Loratadine
(Claritin®)

過敏性鼻炎
H_1 抗組織胺

緩解過敏反應 ● 打噴嚏

流鼻水...

鼻噴劑型 ● 作用快速

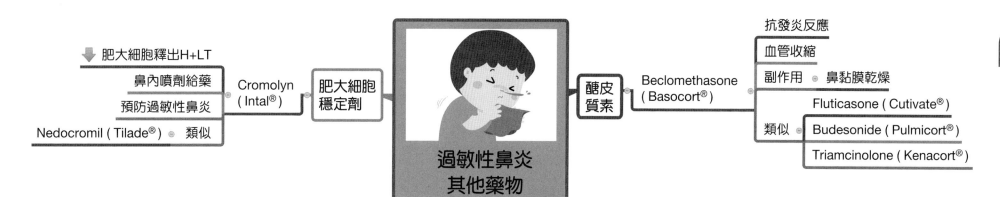

⬇ 肥大細胞釋出H+LT

鼻內噴劑給藥

預防過敏性鼻炎

Cromolyn (Intal®)

肥大細胞穩定劑

Nedocromil (Tilade®) ◦ 類似

過敏性鼻炎
其他藥物

醣皮質素

Beclomethasone (Basocort®)

抗發炎反應

血管收縮

副作用 ◦ 鼻黏膜乾燥

Fluticasone (Cutivate®)

類似 ◦ Budesonide (Pulmicort®)

Triamcinolone (Kenacort®)

CHAPTER
07

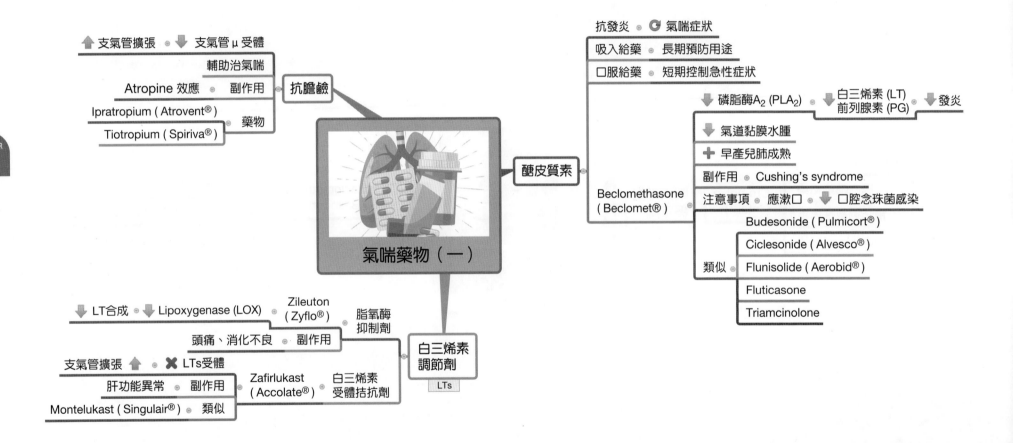

抗膽鹼

⬆ 支氣管擴張 ● ⬇ 支氣管 μ 受體

輔助治氣喘

Atropine 效應 ● 副作用

Ipratropium (Atrovent®)

Tiotropium (Spiriva®) ● 藥物

氣喘藥物（一）

抗發炎 ● ↻ 氣喘症狀

吸入給藥 ● 長期預防用途

口服給藥 ● 短期控制急性症狀

醣皮質素

⬇ 磷脂酶A₂ (PLA₂)　⬇ 白三烯素 (LT) 前列腺素 (PG)　⬇ 發炎

⬇ 氣道黏膜水腫

➕ 早產兒肺成熟

副作用 ● Cushing's syndrome

注意事項 ● 應漱口 ⬇ 口腔念珠菌感染

Beclomethasone (Beclomet®)

類似

Budesonide (Pulmicort®)

Ciclesonide (Alvesco®)

Flunisolide (Aerobid®)

Fluticasone

Triamcinolone

白三烯素 調節劑　LTs

⬇ LT合成 ● ⬇ Lipoxygenase (LOX)　Zileuton (Zyflo®)　脂氧酶 抑制劑

頭痛、消化不良 ● 副作用

支氣管擴張 ⬆ ● ✖ LTs受體　Zafirlukast (Accolate®)　白三烯素 受體拮抗劑

肝功能異常 ● 副作用

Montelukast (Singulair®) ● 類似

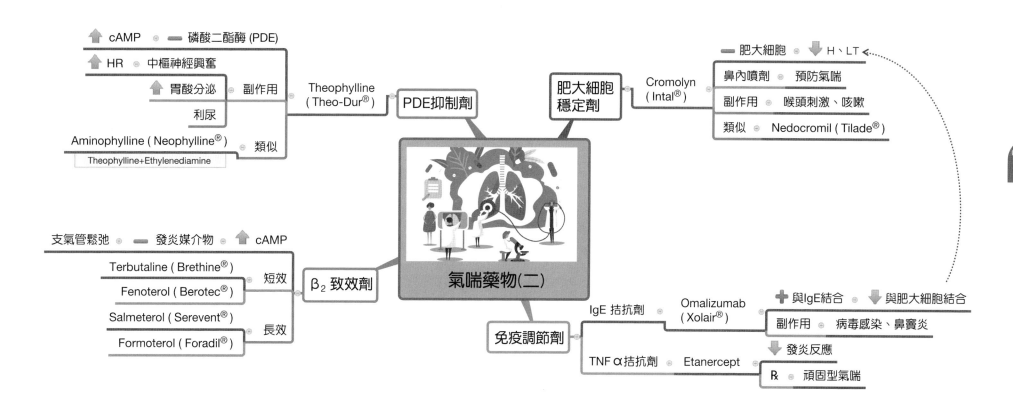

⬆ cAMP ⊙ ━ 磷酸二酯酶 (PDE)

⬆ HR ⊙ 中樞神經興奮

⬆ 胃酸分泌 ┐ 副作用
利尿 ┘

Theophylline
(Theo-Dur®)

PDE抑制劑

肥大細胞
穩定劑

━ 肥大細胞 ⊙ ⬇ H、LT

Cromolyn
(Intal®)

鼻內噴劑 ⊙ 預防氣喘

副作用 ⊙ 喉頭刺激、咳嗽

類似 ⊙ Nedocromil (Tilade®)

Aminophylline (Neophylline®) ⊙ 類似
Theophylline+Ethylenediamine

CHAPTER
07

氣喘藥物(二)

支氣管鬆弛 ⊙ ━ 發炎媒介物 ⊙ ⬆ cAMP

Terbutaline (Brethine®) ┐ 短效
Fenoterol (Berotec®) ┘

β₂ 致效劑

Salmeterol (Serevent®) ┐ 長效
Formoterol (Foradil®) ┘

免疫調節劑

IgE 拮抗劑 ⊙ Omalizumab
(Xolair®)

✚ 與IgE結合 ⊙ ⬇ 與肥大細胞結合

副作用 ⊙ 病毒感染、鼻竇炎

TNF α拮抗劑 ⊙ Etanercept

⬇ 發炎反應

℞ ⊙ 頑固型氣喘

課後複習

1. 下列藥物中，何者最適合用來緩解咳嗽？
   - (A) Dextromethorphan
   - (B) Meperidine
   - (C) Morphine
   - (D) Oxycodone

2. Dextromethorphan 之臨床用途為？
   - (A) 術後止痛
   - (B) 緩解咳嗽
   - (C) 緩解痛風
   - (D) 預防暈車

3. 下列何種藥物是藉由周邊作用來抑制咳嗽反射，作為治療咳嗽的藥物？
   - (A) Codeine
   - (B) Dextromethorphan
   - (C) Guaifenesin
   - (D) Benzonatate

4. 下列何藥是鎮咳劑？
   - (A) Bromhexine
   - (B) Cromolyn sodium
   - (C) Dextromethorphan
   - (D) Glyceryl guaiacolate

5. 下列何者屬於直接抑制咳嗽中樞的鎮咳劑？
   - (A) Terbutaline
   - (B) Budesonide
   - (C) Ipratropium
   - (D) Dextromethorphan

6. Dextromethorphan 之臨床用途為何？
   - (A) 止痛
   - (B) 止瀉
   - (C) 祛痰劑
   - (D) 鎮咳劑

7. Guaifenesin (Robitussin®) 的臨床應用為何？

    (A) 輕瀉　　　　　　　　　　　　(B) 鎮吐

    (C) 抗過敏　　　　　　　　　　　(D) 祛痰

8. 下列何者為祛痰劑？

    (A) Glyceryl guaiacolate

    (B) Beclomethasone

    (C) Fenoterol

    (D) Captopril

9. Acetylcysteine 之臨床用途為何？

    (A) 祛痰藥　　　　　　　　　　　(B) 鎮咳藥

    (C) 支氣管擴張劑　　　　　　　　(D) 降血脂

10. 下列何種祛痰藥之作用機轉為破壞濃痰內分子的雙硫鍵 (disulfide bond)，減少痰的黏滯度？

    (A) Terpin hydrate　　　　　　　(B) Ammonium chloride

    (C) Actylcysteine　　　　　　　　(D) Guaifenesin

11. 下列何種藥物不適合用於預防或治療過敏性鼻炎？

    (A) Fluticasone　　　　　　　　　(B) Loratadine

    (C) Cromolyn　　　　　　　　　　(D) Terazosin

12. 下列藥物何者不適用於鼻炎 (rhinitis) 的治療用藥？

    (A) β-adrenergic agonists　　　　(B) Corticosteroids

    (C) Antihistamines　　　　　　　(D) Cromolyn

13. 下列何種藥物可使鼻黏膜上小動脈收縮，作為鼻充血腫脹解除劑，用於治療鼻炎？

(A) H_2 antihistamines

(B) α_1 adrenergic agonists

(C) Theophylline

(D) Cromolyn

14. 關於感冒糖漿裡成分的藥理作用，下列敘述何者正確？

(A) 含 Acetaminophen 是止咳劑

(B) 含 Diphenhydramine 是 H_1 受體拮抗劑，治流鼻水用

(C) 含 Phenylephrine 是 α-adrenergic blocker，治鼻塞用

(D) 大量服用 Acetaminophen 會產生胃出血及腎衰竭

15. 下列何者對急性氣喘發作 (acute asthma attack) 療效最佳？

(A) Salmeterol

(B) Epinephrine

(C) Montelukast

(D) Loratadine

16. 一位病人出現哮喘及呼吸困難，檢查發現支氣管收縮及小支氣管發炎，請問何種藥物最適合用來治療此症狀？

(A) COX-1 抑制劑

(B) COX-2 抑制劑

(C) leukotriene 受體拮抗劑

(D) PGI_2

17. 有關吸入性皮質類固醇 (inhaled corticosteroid) 之敘述，下列何者正確？

(A) 因副作用多，故只限於治療嚴重的持續性氣喘 (severe persistent asthma)

(B) 同時具有直接鬆弛氣管平滑肌和抑制呼吸道發炎反應的作用

(C) 使用乾粉吸入器 (dry powder inhaler) 投藥時，應以緩慢但深吸的方式服用較佳

(D) 長期使用時，可能因藥物局部的影響而引起聲帶發音沙啞 (hoarseness)

18. 為預防懷孕 34 週前早產兒發生呼吸窘迫症候群，此時產科醫師最可能會給予該婦女施打何種藥物，以幫助胎兒肺部成熟？

(A) Mifepriston

(B) Aldosterone

(C) Betamethasone

(D) Angiotensin II

19. 自泌素 (autacoids) 相關之白三烯素 (leukotriene)，其受體拮抗藥物 Montelukast 與 Zafirlukast，目前在臨床上主要治療之適應症為何？

(A) 過敏性氣喘

(B) 高血壓

(C) 心律不整

(D) 蕁麻疹

20. 下列藥物何者是屬於治療氣喘之用藥？

(A) Terbutaline

(B) Cimetidine

(C) Dextromethorphan

(D) Propranolol

21. 在耳鼻喉科與家醫科門診，針對過敏性鼻炎與氣喘病人，處方以 Zileuton 治療，此藥物主要抑制下列何種酵素？

(A) cyclooxygenase (COX)

(B) angiotensin-converting enzyme (ACE)

(C) lipoxygenase (LOX)

(D) adenylate cyclase(AC)

22. 在治療過敏性氣喘 (allergic asthma) 的藥物中，生物製劑之抗體藥物 Omalizumab 其主要作用為何？

(A) 結合免疫球蛋白 IgE

(B) 結合免疫球蛋白 IgG

(C) 結合淋巴激素 IL-2

(D) 結合腫瘤壞死因子 TNF-α

23. 有關 Omalizumab 之敘述，下列何者正確？

(A) 是一種抗體製劑，臨床上用於治療痛風性關節炎 (gouty arthritis)

(B) 藉由抑制人類免疫球蛋白 G (immunoglobulin G) 受體而產生療效

(C) 可有效減低發炎介質自肥大細胞 (mast cell) 釋放的機會

(D) 因方便大量製造且價格便宜，故常作為第一線用藥

24.下列何者是屬於具有抗發炎作用的氣喘用藥？

(A) Albuterol

(B) Cromolyn

(C) Formoterol

(D) Levalbuterol

25.一位患有嚴重氣喘的小孩，若長期給藥，下列何者最有可能會引起嚴重副作用？

(A) Cromolyn

(B) Terbutaline

(C) Metaproterenol

(D) Prednisone

26.Theophylline 擴張氣管的作用與抑制下列何種酵素有關？

(A) phospholipase A_2

(B) lipoxygenase

(C) cyclooxygenase

(D) phosphodiesterase

27. 下列用於治療氣喘之藥物中，何者會有口腔念珠菌感染之副作用？

(A) Aminophylline

(B) Beclomethasone

(C) Ipratropium

(D) Metaproterenol

28.下列何者不是支氣管擴張劑？

(A) Theophylline

(B) Epinephrine

(C) Propranolol

(D) Isoproterenol

29.下列何者用於預防氣喘？

(A) Antihistamine

(B) α-adrenergic agonists

(C) β-adrenergic antagonist

(D) Cromolyn

30. 關於 Aminophylline 之敘述，下列何者錯誤？

    (A) 支氣管擴張劑　　　　　　　　　　(B) Xanthines 成分

    (C) 有止咳作用　　　　　　　　　　　(D) 治療氣喘病

31. 主要拮抗白三烯素接受體 (leukotriene D_4)，可以有效治療運動或過敏原引起之氣喘的是？

    (A) Zileuton　　　　　　　　　　　　(B) Zafirlukast

    (C) Beclomethasone　　　　　　　　　(D) Ipratropium

32. 下列何種治療氣喘藥物，是屬於類固醇類之抗發炎藥物？

    (A) Beclomethasone　　　　　　　　　(B) Salbutamol

    (C) Theophylline　　　　　　　　　　(D) Noscapine

33. 下列何者為 cysteinyl leukotriene-1 受體拮抗劑，可用於預防氣喘的發作？

    (A) Ipratropium bromide　　　　　　　(B) Zileuton

    (C) Zafirlukast　　　　　　　　　　　(D) Nedocromil

34. 下列何者為選擇性 β_2 受體致效劑，可用於治療氣喘？

    (A) Phenylephrine　　　　　　　　　　(B) Isoproterenol

    (C) Fenoterol　　　　　　　　　　　　(D) Propranolol

35. 下列何種治療氣喘藥物，是屬於類固醇之抗發炎藥物？

    (A) Zileuton　　　　　　　　　　　　(B) Cromolyn

    (C) Triamcinolone　　　　　　　　　　(D) Zafirlukast

CHAPTER
07

36.下列何種藥物是屬於長效型治療氣喘的藥物，但不具有抗發炎作用，無法快速緩解急性氣喘發作？

(A) Albuterol

(B) Salmeterol

(C) Cromolyn

(D) Corticosteroids

解答：

1.A	2.B	3.D	4.C	5.D	6.D	7.D	8.A	9.A	10.C	11.D	12.A	13.B	14.B	15.B	16.C	17.D	18.C	19.A	20.A
21.C	22.A	23.C	24.B	25.D	26.D	27.B	28.C	29.D	30.C	31.B	32.A	33.C	34.C	35.C	36.B				

CHAPTER
07

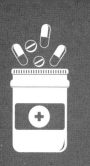
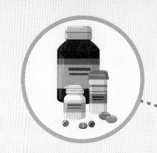
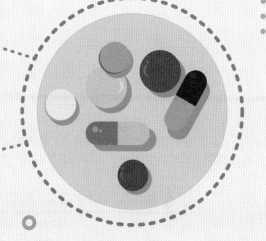

CHAPTER **08**

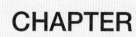

泌尿生殖系統藥物

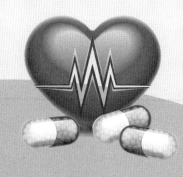

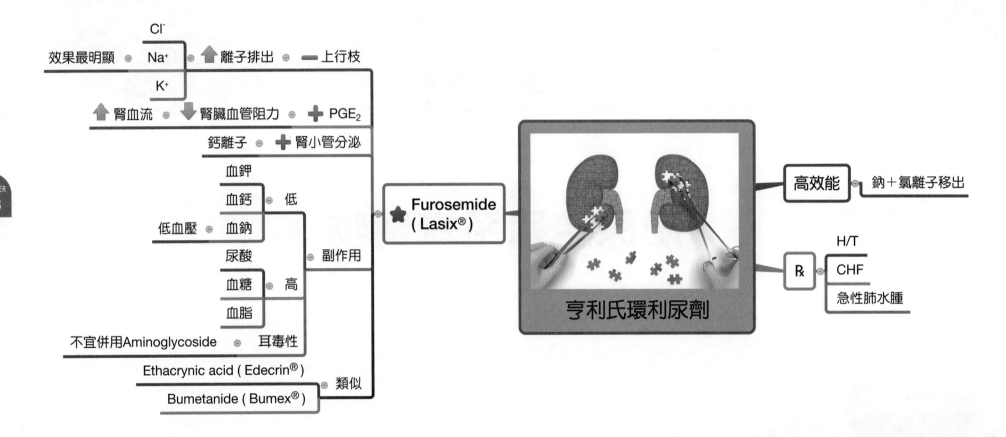

CHAPTER
08

Cl⁻

效果最明顯 ⊖ Na⁺ ⊖ ⬆離子排出 ⊖ ━上行枝

K⁺

⬆腎血流 ⊖ ⬇腎臟血管阻力 ⊖ ➕PGE₂

鈣離子 ⊖ ➕腎小管分泌

血鉀

血鈣 低

低血壓 ⊖ 血鈉

尿酸 ⊖ 副作用

血糖 ⊖ 高

血脂

不宜併用Aminoglycoside ⊖ 耳毒性

Ethacrynic acid (Edecrin®) ⊖ 類似

Bumetanide (Bumex®)

⭐ Furosemide
(Lasix®)

亨利氏環利尿劑

高效能 ⊖ 鈉＋氯離子移出

H/T

Rx CHF

急性肺水腫

代表 ● Hydrochlorothiazide (Microzide®)

H/T
高尿鈣 Rx

CHAPTER
08

機轉 ● 遠曲小管 ● ━ Na⁺/Cl⁻ 再吸收

小動脈平滑肌 ● 鬆弛 ● ⬇血管阻力

不宜併用Digoxin ● ▮ 高血鈣

副作用

其餘同Lasix

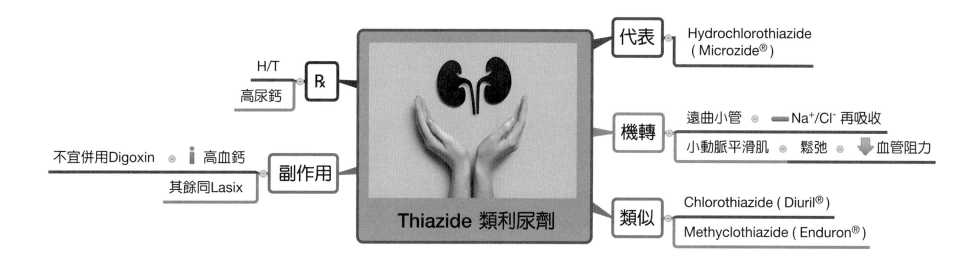

Thiazide 類利尿劑

類似 ● Chlorothiazide (Diuril®)

Methyclothiazide (Enduron®)

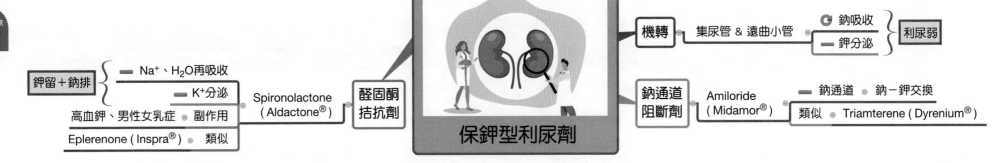

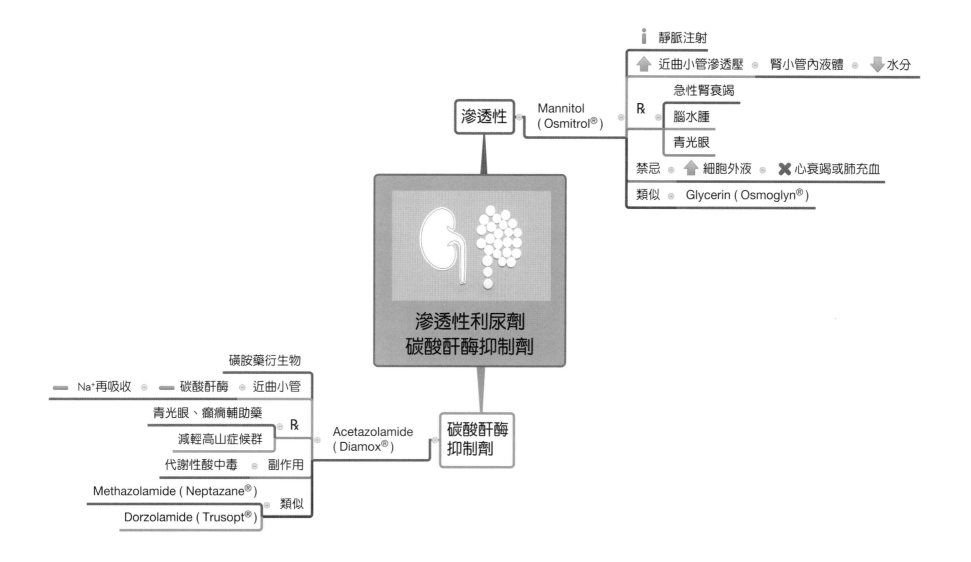

靜脈注射

⬆ 近曲小管滲透壓 ⊕ 腎小管內液體 ⊕ ⬇ 水分

滲透性 ─ Mannitol (Osmitrol®) ─ ℞ ─ 急性腎衰竭 / 腦水腫 / 青光眼

禁忌 ⊕ ⬆ 細胞外液 ✖ 心衰竭或肺充血

類似 ⊕ Glycerin (Osmoglyn®)

滲透性利尿劑
碳酸酐酶抑制劑

磺胺藥衍生物

── Na⁺ 再吸收 ⊕ ── 碳酸酐酶 ⊕ 近曲小管

青光眼、癲癇輔助藥
減輕高山症候群 ─ ℞

代謝性酸中毒 ⊕ 副作用

Methazolamide (Neptazane®)

Dorzolamide (Trusopt®) 類似

Acetazolamide (Diamox®) ─ 碳酸酐酶抑制劑

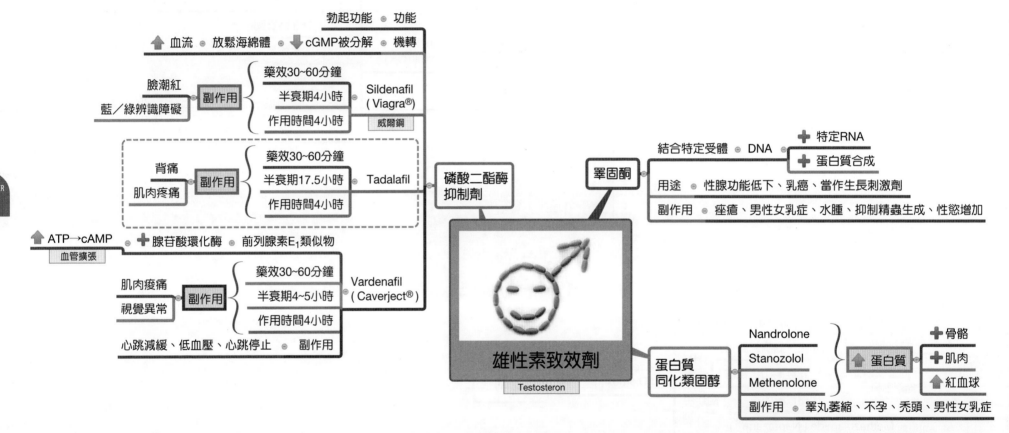

勃起功能 ● 功能

⬆ 血流 ● 放鬆海綿體 ● ⬇cGMP被分解 ● 機轉

臉潮紅
藍／綠辨識障礙 ── 副作用 ─ 藥效30~60分鐘 ／ 半衰期4小時 ／ 作用時間4小時 ─ Sildenafil (Viagra®) 威爾鋼

背痛
肌肉疼痛 ── 副作用 ─ 藥效30~60分鐘 ／ 半衰期17.5小時 ／ 作用時間4小時 ─ Tadalafil

⬆ ATP→cAMP ● ➕腺苷酸環化酶 ● 前列腺素E₁類似物
血管擴張

肌肉痠痛
視覺異常 ── 副作用 ─ 藥效30~60分鐘 ／ 半衰期4~5小時 ／ 作用時間4小時 ─ Vardenafil (Caverject®)

心跳減緩、低血壓、心跳停止 ● 副作用

磷酸二酯酶
抑制劑

結合特定受體 ● DNA ● ➕ 特定RNA
➕ 蛋白質合成

睪固酮

用途 ● 性腺功能低下、乳癌、當作生長刺激劑

副作用 ● 痤瘡、男性女乳症、水腫、抑制精蟲生成、性慾增加

雄性素致效劑
Testosteron

蛋白質
同化類固醇 ─ Nandrolone ／ Stanozolol ／ Methenolone ─ ⬆ 蛋白質 ─ ➕骨骼 ／ ➕肌肉 ／ ⬆紅血球

副作用 ● 睪丸萎縮、不孕、禿頭、男性女乳症

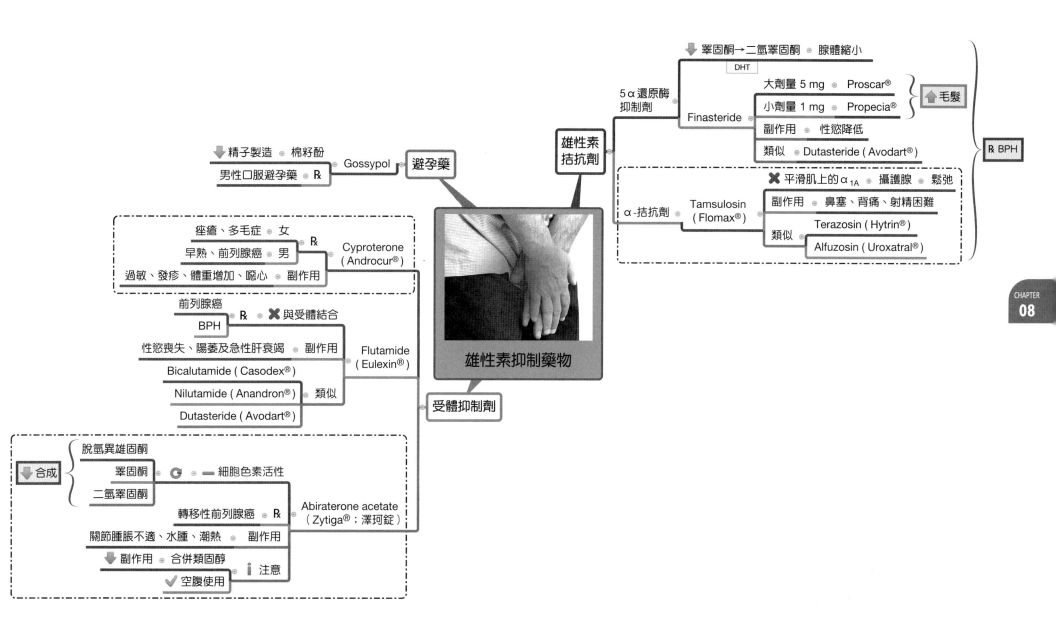

⬇️ 睪固酮→二氫睪固酮 ● 腺體縮小

DHT

5α 還原酶抑制劑

Finasteride
- 大劑量 5 mg ● Proscar®
- 小劑量 1 mg ● Propecia®
- 副作用 ● 性慾降低
- 類似 ● Dutasteride（Avodart®）

⬆️ 毛髮

雄性素拮抗劑

Rx BPH

α-拮抗劑

Tamsulosin（Flomax®）
- ❌ 平滑肌上的 α1A ● 攝護腺 ● 鬆弛
- 副作用 ● 鼻塞、背痛、射精困難
- 類似
  - Terazosin（Hytrin®）
  - Alfuzosin（Uroxatral®）

⬇️ 精子製造 ● 棉籽酚

男性口服避孕藥 ● Rx

Gossypol

避孕藥

雄性素抑制藥物

Cyproterone（Androcur®）
- 痤瘡、多毛症 ● 女 ● Rx
- 早熟、前列腺癌 ● 男
- 過敏、發疹、體重增加、噁心 ● 副作用

Flutamide（Eulexin®）
- 前列腺癌 ● Rx ● ❌ 與受體結合
- BPH
- 性慾喪失、陽萎及急性肝衰竭 ● 副作用
- 類似
  - Bicalutamide（Casodex®）
  - Nilutamide（Anandron®）
  - Dutasteride（Avodart®）

受體抑制劑

⬇️ 合成
- 脫氫異雄固酮
- 睪固酮
- 二氫睪固酮

● 🔄 ➖ 細胞色素活性

Abiraterone acetate（Zytiga®；澤珂錠）
- 轉移性前列腺癌 ● Rx
- 關節腫脹不適、水腫、潮熱 ● 副作用
- ⬇️ 副作用 ● 合併類固醇 ● ℹ️ 注意
- ✔️ 空腹使用

CHAPTER 08

課後複習

1. 下列何種利尿劑不會產生低血鉀 (hypokalemia) 的副作用？

    (A) Hydrochlorothiazide

    (B) Spironolactone

    (C) Furosemide

    (D) Acetazolamide

2. 下列何種利尿劑的化學結構類似人體的性激素，長期使用會引發男性女乳症 (gynecomastia)？

    (A) Chlorthalidone

    (B) Mannitol

    (C) Furosemide

    (D) Spironolactone

3. 下列何種藥物具有預防高山症的功效？

    (A) 硝基甘油 (Nitroglycerin)

    (B) 碳酸酐酶抑制劑 (carbonic anhydrase inhibitor)

    (C) 乙醯膽鹼酶抑制劑 (acetylcholine esterase inhibitor)

    (D) 口服抗凝血藥 (Warfarin)

4. 有一位高血壓病人在服用利尿劑之後，出現血脂肪上升、尿酸上升、血鈣上升、血鉀下降的現象。該病人最有可能服用下列哪一種利尿劑？

    (A) Hydrochlorothiazide

    (B) Furosemide

    (C) Spironolactone

    (D) Acetazolamide

5. Thiazide 類利尿劑的副作用，不包括下列何者的上升？

    (A) 血鉀

    (B) 血中尿酸

    (C) 血中膽固醇

    (D) 血糖

6. 下列何種利尿劑可減少尿路結石及骨質疏鬆的發生率？

(A) Acetazolamide

(B) Spironolactone

(C) Hydrochlorothiazide

(D) Furosemide

7. 下列關於利尿劑的敘述，何者錯誤？

(A) Acetazolamide 會產生代謝性酸中毒

(B) Triamterene 會產生代謝性酸中毒

(C) Spironolactone 會產生低血鉀現象

(D) Furosemide 可能會產生低血鉀現象

8. 下列有關 Mannitol 之敘述，何者錯誤？

(A) 治療頭部創傷造成的顱內出血

(B) 治療手術引起的顱內壓上升

(C) 治療青光眼引起的眼內壓上升

(D) 可用於加強腎臟排出有毒物質

9. 高血壓用藥 Furosemide 在分類上屬於下列何者？

(A) 保鉀利尿劑

(B) 滲透性利尿劑

(C) 亨利氏環利尿劑

(D) 碳酸酐酶抑制劑

10. 下列藥物的利尿效果，何者與抑制腎小管亨利氏環上行支鈉離子的重吸收有關？

(A) Mannitol

(B) Furosemide

(C) Hydrochlorothiazide

(D) Amiloride

11. 下列何種藥物可用來預防高山症？

(A) Mannitol

(B) Acetazolamide

(C) Furosemide

(D) Chlorothiazide

12. 口服利尿劑主要目的在於排除體內何種離子？

(A) 鈉離子

(B) 鉀離子

(C) 鈣離子

(D) 鎂離子

13. Mannitol 的主要臨床用途為何？

(A) 治療尿崩症

(B) 降低顱內壓

(C) 止血

(D) 改善腎衰竭

14. 下列何種藥物之利尿作用，與抑制遠端腎小管重吸收鈉離子有關？

(A) Mannitol

(B) Furosemide

(C) Chlorothiazide

(D) Acetazolamide

15. 下列藥物與其副作用的配對，何者錯誤？

(A) Prazosin －姿態性低血壓

(B) Spironolactone －低血鉀

(C) Diazoxide －血糖上升

(D) Acetazolamide －代謝性酸中毒

16. 留鹽激素 (aldosterone) 對於腎小管的作用會受到下列何種藥物的直接抑制？

(A) Furosemide

(B) Spironolactone

(C) Chlorothiazide

(D) Mannitol

17. 高血鉀時不能使用下列何種藥物？

(A) Acetazolamide

(B) Chlorothiazide

(C) Ethacrynic acid

(D) Spironolactone

18. 下列何種利尿劑長期服用，會導致血中尿酸濃度上升，因而易產生痛風之副作用？

(A) Mannitol

(B) Acetazolamide

(C) Chlorothiazide

(D) Amiloride

19. 下列何種利尿劑與 Digoxin 併用可降低 Digoxin 的毒性作用？

(A) Furosemide

(B) Spironolactone

(C) Acetazolamide

(D) Hydrochlorothiazide

20. 下列利尿劑中，何者具有耳毒性 (ototoxicity) 而可能損傷聽覺？

(A) Chlorothiazide

(B) Acetazolamide

(C) Ethacrynic acid

(D) Spironolactone

21. 下列何種避孕方式最適合用於年齡大於 35 歲且有吸菸習慣之女性？

(A) 避孕貼片（含 Ethinyl estradiol & Levonorgestrel）

(B) 口服避孕藥 Ethinyl estradiol & Levonorgestrel

(C) 陰道避孕環（含 Ethinyl estradiol）

(D) 肌肉注射避孕藥 Medroxyprogesterone acetate

CHAPTER 08

解答：

1.B	2.D	3.B	4.A	5.A	6.C	7.C	8.A	9.C	10.B	11.B	12.A	13.B	14.C	15.B	16.B	17.D	18.C	19.B	20.C
21.D																			

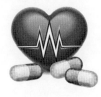

MEMO:

CHAPTER
08

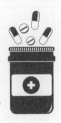

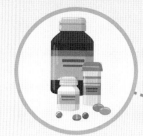

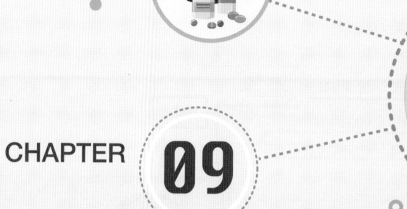

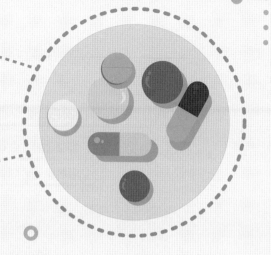

CHAPTER **09**

心血管系統藥物（一）：
心臟用藥

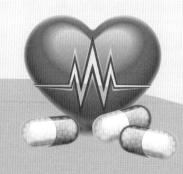

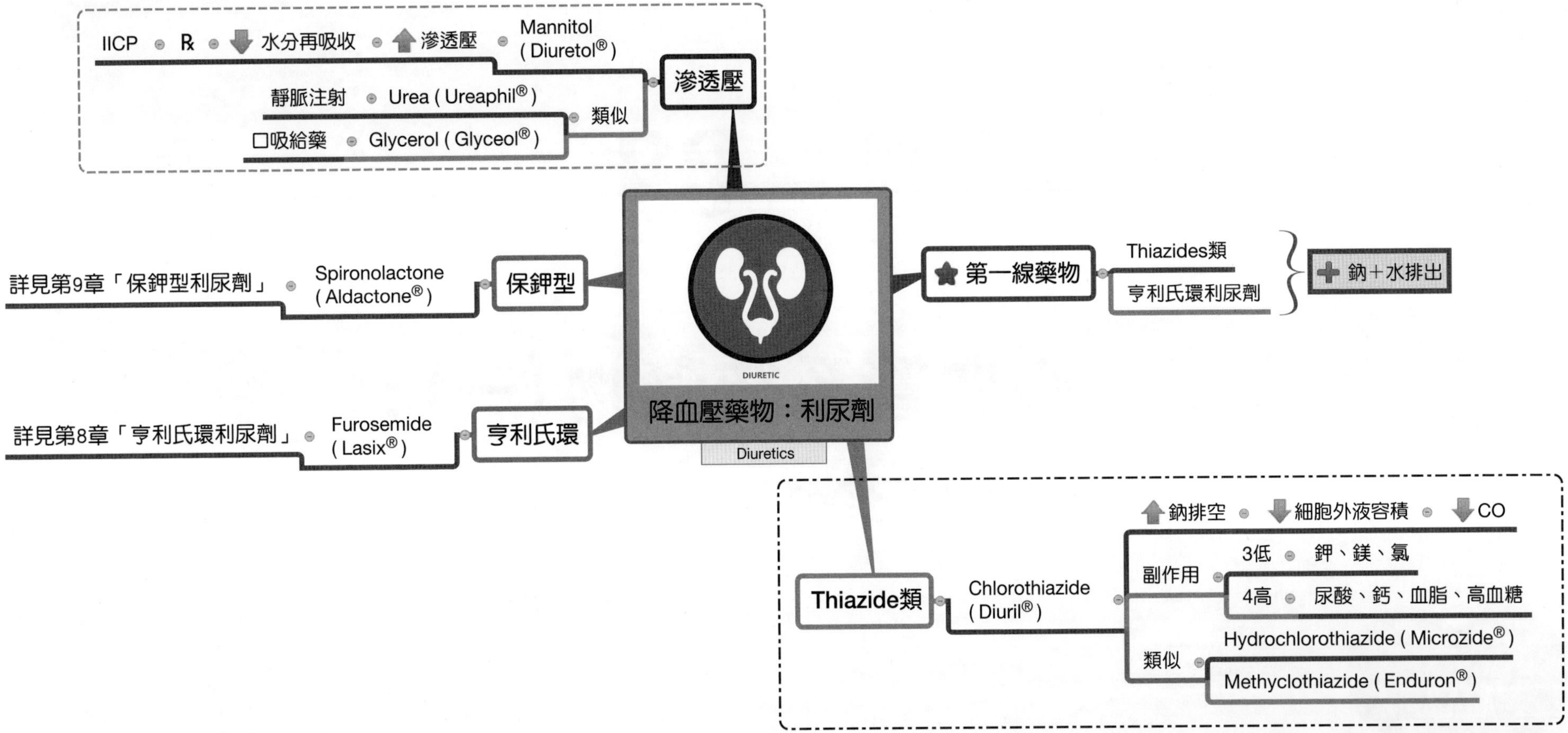

IICP ● ℞ ● ⬇水分再吸收 ● ⬆滲透壓 ● Mannitol (Diuretol®)

靜脈注射 ● Urea (Ureaphil®)

□吸給藥 ● Glycerol (Glyceol®)

類似

滲透壓

詳見第9章「保鉀型利尿劑」 ● Spironolactone (Aldactone®) ● 保鉀型

降血壓藥物：利尿劑

DIURETIC

Diuretics

★第一線藥物

Thiazides類

亨利氏環利尿劑

➕ 鈉＋水排出

詳見第8章「亨利氏環利尿劑」 ● Furosemide (Lasix®) ● 亨利氏環

⬆鈉排空 ● ⬇細胞外液容積 ● ⬇CO

Thiazide類 ● Chlorothiazide (Diuril®)

副作用

3低 ● 鉀、鎂、氯

4高 ● 尿酸、鈣、血脂、高血糖

類似

Hydrochlorothiazide (Microzide®)

Methyclothiazide (Enduron®)

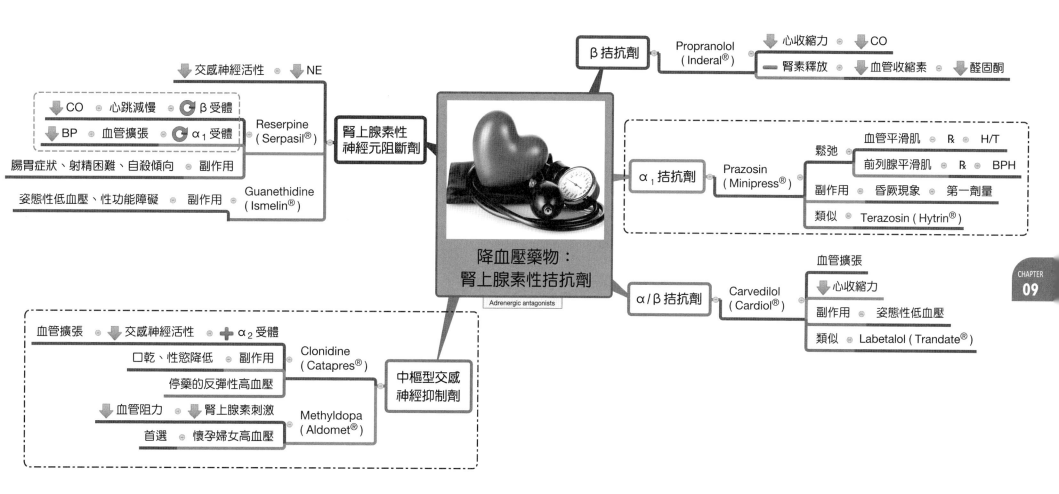

β 拮抗劑 — Propranolol (Inderal®) — ⬇心收縮力 ⬇CO
— 腎素釋放 ⬇血管收縮素 ⬇醛固酮

⬇交感神經活性 ⬇NE

⬇CO 心跳減慢 β受體
⬇BP 血管擴張 α₁受體
Reserpine (Serpasil®)

腸胃症狀、射精困難、自殺傾向 副作用

姿態性低血壓、性功能障礙 副作用
Guanethidine (Ismelin®)

腎上腺素性神經元阻斷劑

降血壓藥物：腎上腺素性拮抗劑
Adrenergic antagonists

α₁ 拮抗劑 — Prazosin (Minipress®)
鬆弛 — 血管平滑肌 Rx H/T
前列腺平滑肌 Rx BPH
副作用 昏厥現象 第一劑量
類似 Terazosin (Hytrin®)

α/β 拮抗劑 — Carvedilol (Cardiol®)
血管擴張
⬇心收縮力
副作用 姿態性低血壓
類似 Labetalol (Trandate®)

血管擴張 ⬇交感神經活性 ➕α₂受體
口乾、性慾降低 副作用
停藥的反彈性高血壓
Clonidine (Catapres®)

⬇血管阻力 ⬇腎上腺素刺激
首選 懷孕婦女高血壓
Methyldopa (Aldomet®)

中樞型交感神經抑制劑

CHAPTER 09

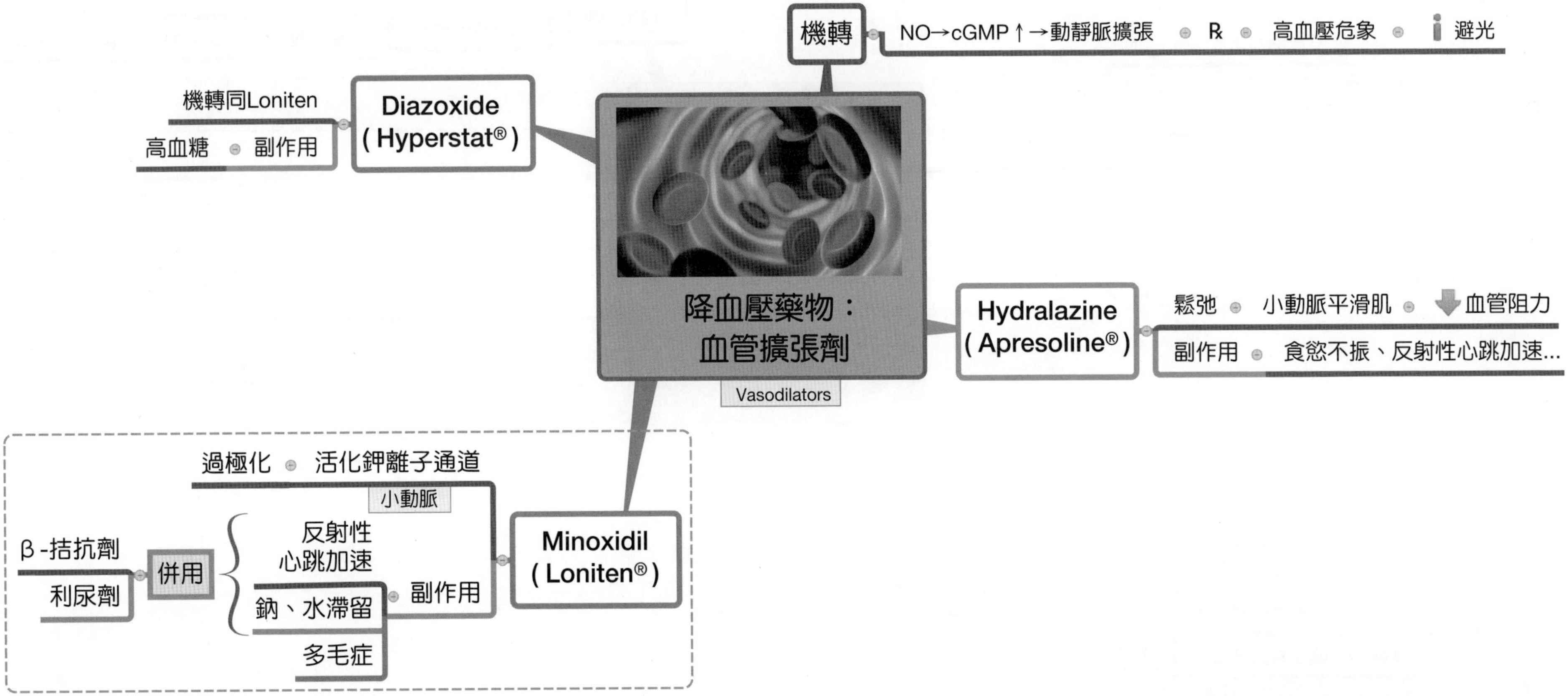

機轉 ── NO→cGMP↑→動靜脈擴張 ● R ● 高血壓危象 ● i 避光

機轉同Loniten ── **Diazoxide**
(Hyperstat®)

高血糖 ● 副作用

降血壓藥物：
血管擴張劑

Vasodilators

Hydralazine
(Apresoline®)

鬆弛 ● 小動脈平滑肌 ● ⬇ 血管阻力

副作用 ● 食慾不振、反射性心跳加速...

過極化 ● 活化鉀離子通道

小動脈

β-拮抗劑

利尿劑 ── 併用 { 反射性
心跳加速

鈉、水滯留 ── 副作用

多毛症

Minoxidil
(Loniten®)

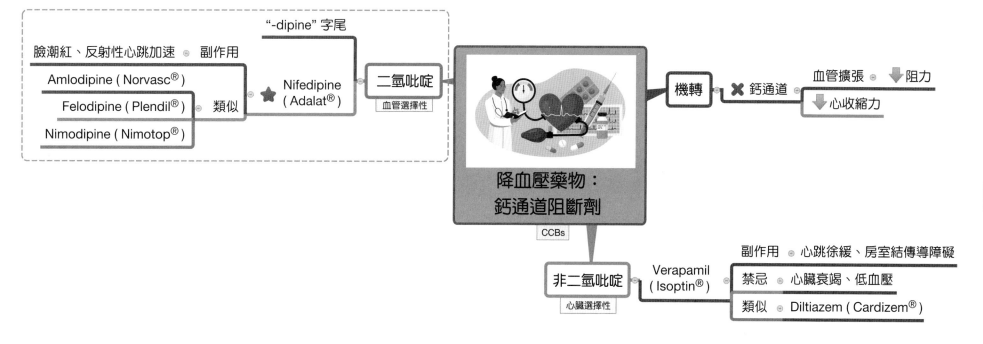

"-dipine" 字尾

臉潮紅、反射性心跳加速 ◉ 副作用

Amlodipine (Norvasc®)

Felodipine (Plendil®)　類似 ◉ ★　Nifedipine
(Adalat®)

Nimodipine (Nimotop®)

二氫吡啶

血管選擇性

降血壓藥物：
鈣通道阻斷劑

CCBs

機轉　✖ 鈣通道　血管擴張 ◉ ⬇阻力

⬇心收縮力

副作用 ◉ 心跳徐緩、房室結傳導障礙

非二氫吡啶　Verapamil
(Isoptin®) ◉　禁忌 ◉ 心臟衰竭、低血壓

心臟選擇性　類似 ◉ Diltiazem (Cardizem®)

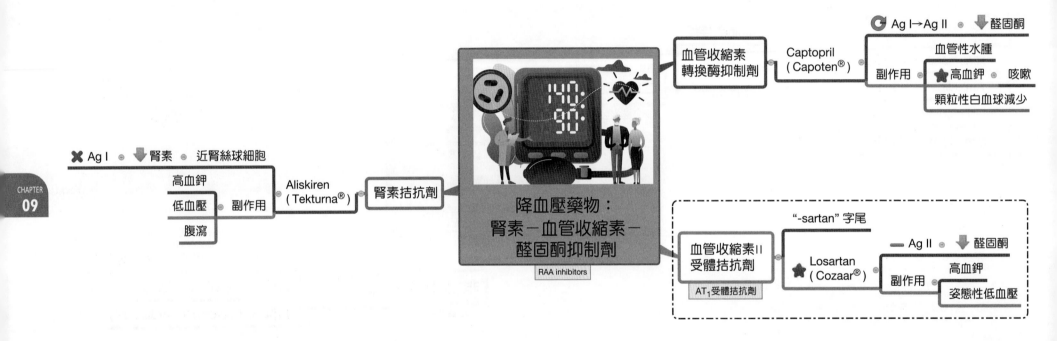

❌ Ag I ⬇腎素 ◦ 近腎絲球細胞

高血鉀

低血壓 ◦ 副作用

腹瀉

Aliskiren (Tekturna®)

腎素拮抗劑

降血壓藥物：
腎素－血管收縮素－
醛固酮抑制劑

RAA inhibitors

血管收縮素
轉換酶抑制劑

Captopril (Capoten®)

🔄 Ag I→Ag II ⬇醛固酮

血管性水腫

副作用 ◦ ⭐高血鉀 ◦ 咳嗽

顆粒性白血球減少

血管收縮素II
受體拮抗劑

AT₁受體拮抗劑

"-sartan" 字尾

⭐ Losartan (Cozaar®)

副作用 ◦

— Ag II ◦ ⬇醛固酮

高血鉀

姿態性低血壓

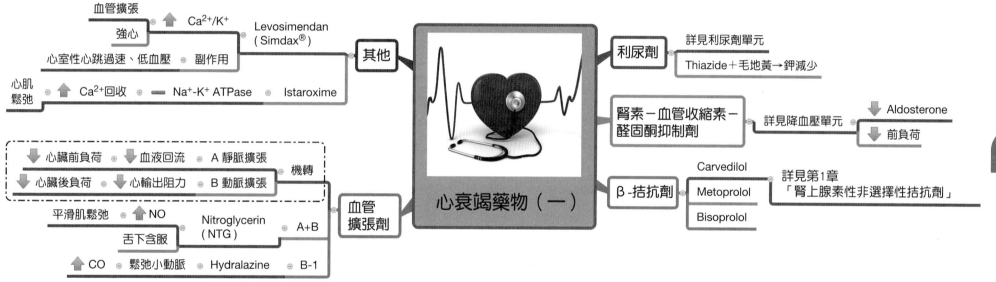

血管擴張
強心 ⊙ ⬆ Ca²⁺/K⁺
心室性心跳過速、低血壓 ⊙ 副作用
Levosimendan
（Simdax®）

心肌
鬆弛 ⊙ ⬆ Ca²⁺回收 ⊙ ━ Na⁺-K⁺ ATPase ⊙ Istaroxime

⊙ 其他

⬇ 心臟前負荷 ⊙ ⬇ 血液回流 ⊙ A 靜脈擴張
⬇ 心臟後負荷 ⊙ ⬇ 心輸出阻力 ⊙ B 動脈擴張
機轉

平滑肌鬆弛 ⊙ ⬆ NO
舌下含服
Nitroglycerin
（NTG） ⊙ A+B

⬆ CO ⊙ 鬆弛小動脈 ⊙ Hydralazine ⊙ B-1

⊙ 血管
擴張劑

心衰竭藥物（一）

利尿劑 ⊙ 詳見利尿劑單元
Thiazide＋毛地黃→鉀減少

腎素－血管收縮素－
醛固酮抑制劑 ⊙ 詳見降血壓單元 ⊙ ⬇ Aldosterone
⬇ 前負荷

Carvedilol
β-拮抗劑 ⊙ Metoprolol
Bisoprolol
詳見第1章
「腎上腺素性非選擇性拮抗劑」

CHAPTER
09

113

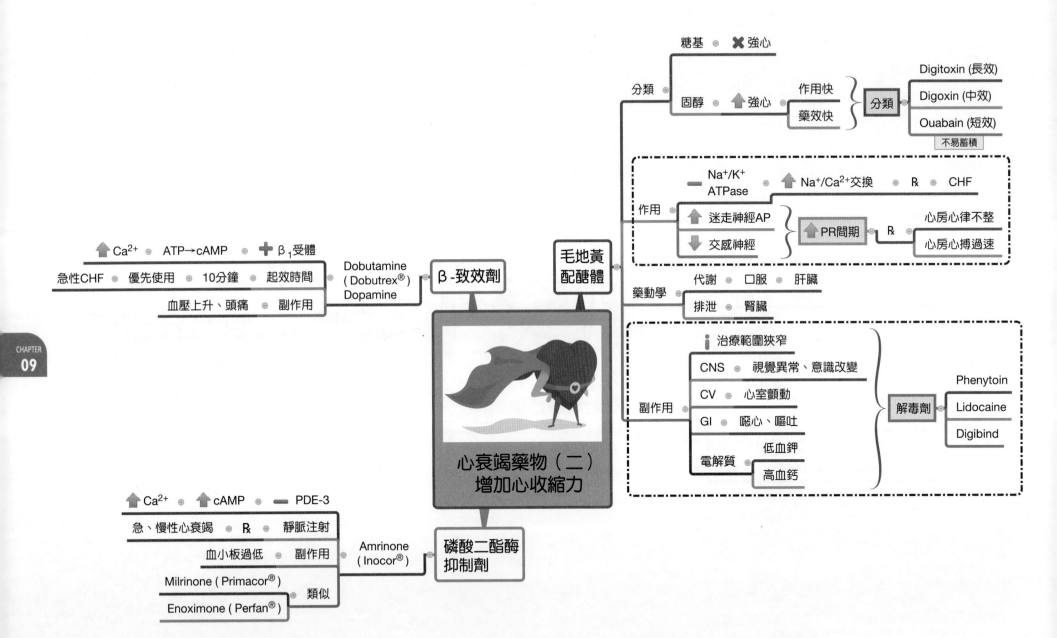

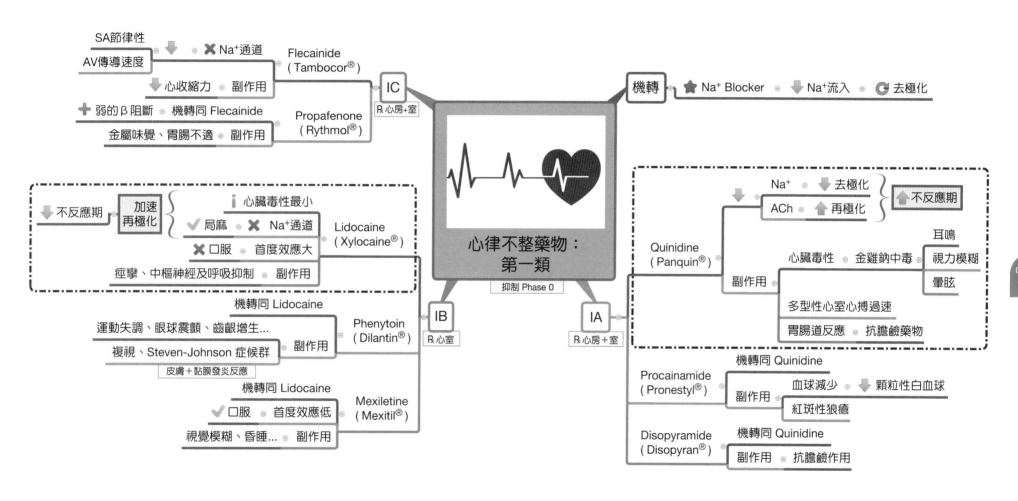

SA節律性

AV傳導速度

✖ Na⁺通道

Flecainide（Tambocor®）

⬇ 心收縮力　副作用

✚ 弱的 β 阻斷　機轉同 Flecainide

金屬味覺、胃腸不適　副作用

Propafenone（Rythmol®）

IC
Rx 心房+室

機轉　⭐ Na⁺ Blocker　⬇ Na⁺流入　🔄 去極化

⬇ 不反應期　加速再極化

ℹ 心臟毒性最小

✔ 局麻　✖ Na⁺通道

✖ 口服　首度效應大

Lidocaine（Xylocaine®）

痙攣、中樞神經及呼吸抑制　副作用

機轉同 Lidocaine

運動失調、眼球震顫、齒齦增生...

複視、Steven-Johnson 症候群

副作用

Phenytoin（Dilantin®）

皮膚＋黏膜發炎反應

機轉同 Lidocaine

✔ 口服　首度效應低

視覺模糊、昏睡...　副作用

Mexiletine（Mexitil®）

心律不整藥物：第一類

抑制 Phase 0

IB
Rx 心室

IA
Rx 心房+室

Na⁺　⬇ 去極化

ACh　⬆ 再極化

⬆ 不反應期

Quinidine（Panquin®）

心臟毒性　金雞鈉中毒

耳鳴

視力模糊

暈眩

副作用

多型性心室心搏過速

胃腸道反應　抗膽鹼藥物

Procainamide（Pronestyl®）

機轉同 Quinidine

血球減少　⬇ 顆粒性白血球

紅斑性狼瘡

副作用

Disopyramide（Disopyran®）

機轉同 Quinidine

副作用　抗膽鹼作用

CHAPTER
09

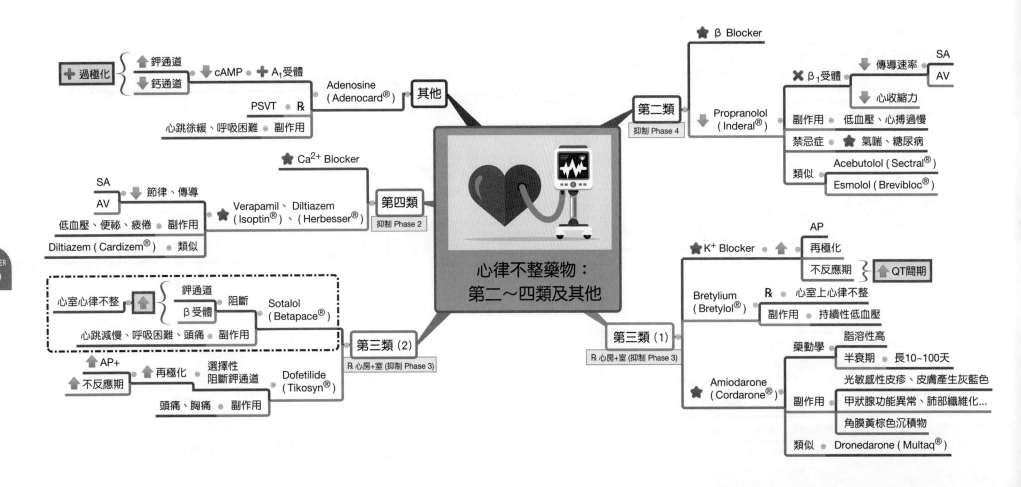

過極化
- ⬆鉀通道
- ⬇鈣通道
- ⬇cAMP
- ➕ A_1受體

Adenosine (Adenocard®)

PSVT ℞

心跳徐緩、呼吸困難 ● 副作用

其他

⭐ Ca^{2+} Blocker

- SA
- AV
- ⬇節律、傳導

Verapamil、Diltiazem (Isoptin®)、(Herbesser®)

低血壓、便祕、疲倦 ● 副作用

Diltiazem (Cardizem®) ● 類似

第四類
抑制 Phase 2

心室心律不整 ⬆
- 鉀通道
- β受體
- 阻斷

Sotalol (Betapace®)

心跳減慢、呼吸困難、頭痛 ● 副作用

第三類（2）
℞ 心房+室 (抑制 Phase 3)

- ⬆AP+
- ⬆不反應期
- ⬆再極化

選擇性阻斷鉀通道

Dofetilide (Tikosyn®)

頭痛、胸痛 ● 副作用

心律不整藥物：第二～四類及其他

第二類
抑制 Phase 4

⭐ β Blocker

✖ $β_1$受體
- ⬇傳導速率 — SA / AV
- ⬇心收縮力

Propranolol (Inderal®)

副作用 ● 低血壓、心搏過慢

禁忌症 ● ⭐ 氣喘、糖尿病

類似
- Acebutolol (Sectral®)
- Esmolol (Brevibloc®)

第三類（1）
℞ 心房+室 (抑制 Phase 3)

⭐ K^+ Blocker ⬆
- AP
- 再極化
- 不反應期 } ⬆ QT間期

Bretylium (Bretylol®) ℞ 心室上心律不整

副作用 ● 持續性低血壓

Amiodarone (Cordarone®) ⭐

藥動學
- 脂溶性高
- 半衰期 ● 長10~100天

副作用
- 光敏感性皮疹、皮膚產生灰藍色
- 甲狀腺功能異常、肺部纖維化...
- 角膜黃棕色沉積物

類似 ● Dronedarone (Multaq®)

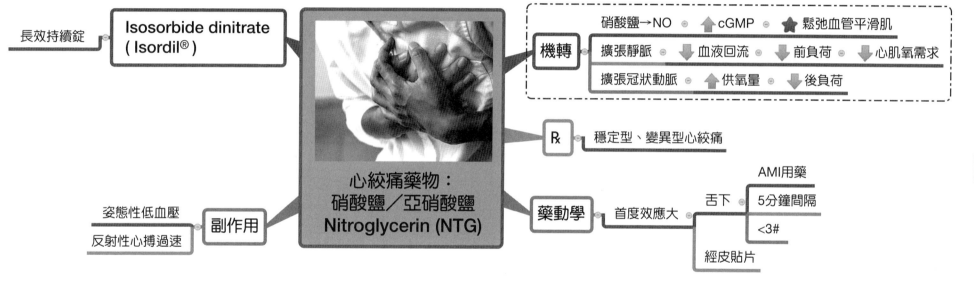

長效持續錠 — **Isosorbide dinitrate (Isordil®)**

心絞痛藥物：硝酸鹽／亞硝酸鹽 Nitroglycerin (NTG)

機轉
- 硝酸鹽→NO ⊖ ⬆cGMP ⊖ ★ 鬆弛血管平滑肌
- 擴張靜脈 ⊖ ⬇血液回流 ⬇前負荷 ⊖ ⬇心肌氧需求
- 擴張冠狀動脈 ⊖ ⬆供氧量 ⬇後負荷

Rx — 穩定型、變異型心絞痛

藥動學 — 首度效應大
- 舌下 ⊖
  - AMI用藥
  - 5分鐘間隔
  - <3#
- 經皮貼片

副作用
- 姿態性低血壓
- 反射性心搏過速

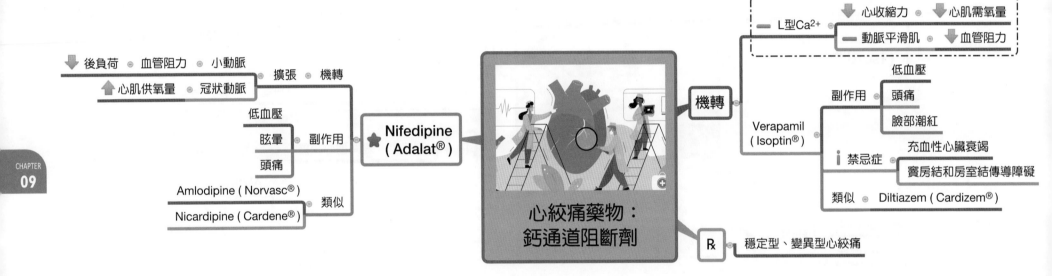

CHAPTER
09

⬇ 後負荷 ○ 血管阻力 ○ 小動脈

⬆ 心肌供氧量 ○ 冠狀動脈

○ 擴張 ○ 機轉

低血壓

眩暈 ○ 副作用

頭痛

★ Nifedipine (Adalat®)

Amlodipine (Norvasc®)

Nicardipine (Cardene®) ○ 類似

心絞痛藥物：
鈣通道阻斷劑

── L型Ca²⁺

⬇ 心收縮力 ○ ⬇ 心肌需氧量

── 動脈平滑肌 ⬇ 血管阻力

機轉

低血壓

○ 副作用 頭痛

臉部潮紅

Verapamil
(Isoptin®)

ℹ 禁忌症

充血性心臟衰竭

竇房結和房室結傳導障礙

類似 ○ Diltiazem (Cardizem®)

℞ 穩定型、變異型心絞痛

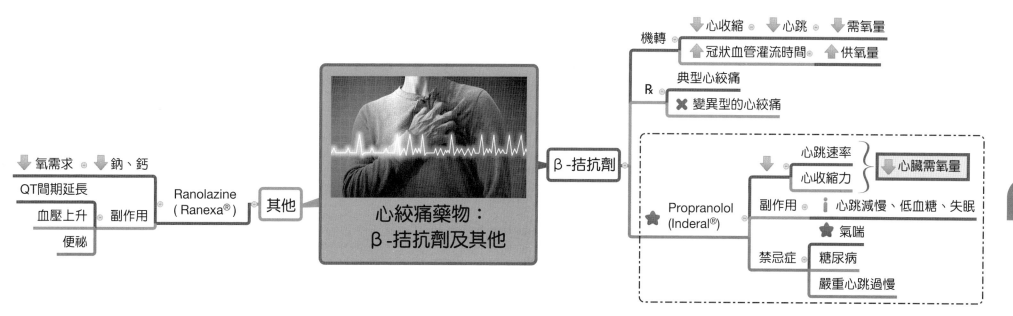

機轉　⬇心收縮　⬇心跳　⬇需氧量
　　　⬆冠狀血管灌流時間　⬆供氧量

Rx　典型心絞痛
　　✖ 變異型的心絞痛

β-拮抗劑

⬇氧需求　⬇鈉、鈣
QT間期延長
血壓上升　副作用
便祕

Ranolazine（Ranexa®）

其他

心絞痛藥物：
β-拮抗劑及其他

Propranolol (Inderal®)

⬇心跳速率
心收縮力
⬇心臟需氧量

副作用　！心跳減慢、低血糖、失眠

禁忌症　⭐氣喘
糖尿病
嚴重心跳過慢

課後複習

1. Clonidine 降血壓的作用是經由活化中樞神經何種腎上腺素受體？

   (A) α_1 (B) α

   (C) β_1 (D) β_2

2. 下列何者不是 Propranolol 的治療用途？

   (A) 偏頭痛   (B) 甲狀腺功能亢進

   (C) 前列腺肥大   (D) 心絞痛

3. 下列何種降血壓藥物外用時可促進毛髮生長？

   (A) Hydralazine   (B) Clonidine

   (C) Lisinopril   (D) Minoxidil

4. 下列何者可作用於中樞及周邊交感神經末梢，促使 norepinephrine 排空？

   (A) Reserpine   (B) Phentolamine

   (C) Methyldopa   (D) Clonidine

5. 下列降血壓藥物何者為血管收縮素 (angiotensin II) 受體的阻斷劑？

   (A) Nifedipine   (B) Aliskiren

   (C) Propranolol   (D) Losartan

6. 有糖尿病的高血壓病人，應避免使用下列何種藥物？

   (A) β 腎上腺素受體阻斷劑 (β blockers)

   (B) 口服長效型硝酸鹽製劑 (long-acting nitrates)

   (C) 硝基甘油皮膚貼布 (transdermal nitroglycerin)

   (D) 鈣離子通道阻斷劑 (calcium channel blockers)

CHAPTER 09

7. 高血壓病人服用某降血壓藥後，隨即引起氣喘 (asthma) 發作，請問該降血壓藥最可能為下列何者？

    (A) β 腎上腺素受體阻斷劑 (β blockers)

    (B) 血管張力素受體阻斷劑 (angiotensin receptor blockers)

    (C) 鈣離子通道阻斷劑 (calcium channel blockers)

    (D) 鉀離子通道阻斷劑 (potassium channel blockers)

8. 乾咳 (dry cough) 是下列何種降血壓藥物的常見副作用？

    (A) 利尿劑 (diuretics)

    (B) 腎上腺素 $α_1$ 受體阻斷劑 ($α_1$-blockers)

    (C) 鈣離子通道阻斷劑 (calcium-channel blockers)

    (D) 血管張力素轉化酶抑制劑 (angiotensin-converting enzyme inhibitors)

9. 下列何者是屬於血管收縮素第一型受體之競爭性拮抗劑？

    (A) Captopril

    (B) Dobutamine

    (C) Losartan

    (D) Milrinone

10. 下列何種藥物最適用於治療良性攝護腺肥大之病人，且對血壓影響比較小？

    (A) Phenylephrine

    (B) Phentolamine

    (C) Phenoxybenzamine

    (D) Tamsulosin

11. 下列何者是 Propranolol 的禁忌症？

    (A) 偏頭痛

    (B) 高血壓

    (C) 慢性阻塞性肺病

    (D) 甲狀腺功能亢進

CHAPTER
09

12. 患有氣喘的病人不適用下列何種降血壓藥物？

(A) Methyldopa   (B) Prazosin

(C) Nifedipine   (D) Propranolol

13. 下列何種降血壓藥物的藥理作用機轉，與活化中樞神經 α_2 受體進而減少交感神經活性有關？

(A) Clonidine   (B) Prazosin

(C) Propranolol   (D) Nifedipine

14. 下列緊急降血壓用藥，何者的藥效作用持續時間最短？

(A) Nicardipine   (B) Fenoldopam

(C) Nitroprusside   (D) Labetalol

15. 下列降血壓藥物中，何者具有血管擴張作用，且臨床上可用於良性前列腺肥大症 (BPH)？

(A) Prazosin   (B) Nadolol

(C) Verapamil   (D) Diazoxide

16. 血管緊縮素轉換抑制劑 (ACE inhibitor)，除可降血壓外亦可用於鬱血性心臟衰竭 (CHF)，下列敘述何者錯誤？

(A) 會減少緩激肽 (bradykinin) 的代謝

(B) 抑制 aldosterone 分泌而增加血中 K^+ 濃度

(C) 降低全身血管及肺臟血管阻力

(D) Losartan 屬於此類的代表藥物

17. 血管緊縮素轉換酶抑制劑 (angiotensin converting enzyme inhibitor, ACEI) 的降血壓作用機制，包括下列哪一項？

(A) 減少 angiotensinogen 的代謝，降低全身血管阻力

(B) 直接抑制 AT_1 受體，產生血管放鬆作用

(C) 抑制 angiotensin II 及 bradykinin 代謝

(D) 減少 aldosterone 分泌，導致利尿，降低心臟前負荷

18. 下列何種降血壓藥物，禁止用於孕婦？

(A) Captopril

(B) Clonidine

(C) Nifedipine

(D) Hydralazine

19. 有關抗高血壓藥物的敘述，下列何者錯誤？

(A) Prazosin 可用於嗜鉻性細胞瘤引起的高血壓

(B) 氣喘病人可以使用 Propranolol 來治療高血壓

(C) 長期服用 Minoxidil 的副作用為多毛症

(D) 注射 Diazoxide 可以用來治療高血壓危象

20. 下列藥物中，何者較適合用於患有糖尿病的高血壓病人？

(A) Captopril

(B) Propranolol

(C) Phentolamine

(D) Aliskiren

21. 下列降血壓藥，何者常見的副作用為咳嗽？

(A) Captopril

(B) Furosemide

(C) Prazosin

(D) Carvedilol

CHAPTER 09

22. 抗高血壓藥物 Aliskiren 的藥理作用為何？

(A) 直接抑制血管內皮受體

(B) 直接抑制腎素活性

(C) 抑制心房利鈉胜肽代謝

(D) 抑制血管緊縮素受體

23. 下列抗高血壓治療藥物，何者不會產生心搏過速之副作用？

(A) Amlodipine

(B) Atenolol

(C) Prazosin

(D) Hydralazine

24. 下列降血壓藥物，何者初次服用會造成姿態性低血壓，可給予較少的起始劑量或睡前服用？

    (A) Propranolol

    (B) Minoxidil

    (C) Furosemide

    (D) Prazosin

25. 下列何者為 Losartan 降血壓的作用機制？

    (A) 血管收縮素轉換酶抑制劑 (ACE inhibitor)

    (B) 血管收縮素 II 受體拮抗劑 (angiotensin II receptor antagonist)

    (C) 血管收縮素 I 受體拮抗劑 (angiotensin I receptor antagonist)

    (D) Beta 腎上腺素受體抑制劑

26. 血管收縮素轉換酶 (ACE) 抑制劑可用於治療心臟衰竭，下列何者不是 ACE 抑制劑之副作用？

    (A) 腎臟功能不足

    (B) 持續性乾咳

    (C) 血管性水腫

    (D) 低血鉀

27. 有關毛地黃 (Digitalis) 的作用，下列敘述何者錯誤？

    (A) 增加心肌收縮力，用於治療心臟衰竭

    (B) 治療劑量範圍狹窄

    (C) 興奮心肌之 Na^+-K^+ pump 達到強心作用

    (D) 中毒時可給予 Lidocaine 改善心律不整

28. 鬱血性心衰竭病人輕微運動時出現呼吸困難，但沒有發現體液容積過量症狀，下列何者是最佳選擇藥物？

    (A) 毛地黃

    (B) 利尿劑

    (C) 乙型腎上腺素受體阻斷劑

    (D) 血管收縮素轉換酶抑制劑

29. 下列何者為治療鬱血性心臟衰竭 (CHF) 首選藥物，但有心室纖維顫動之副作用？

    (A) Digoxin

    (B) Dobutamine

    (C) Dopamine

    (D) Quinidine

30. 下列何種交感神經藥物，可用於急性鬱血性心衰竭病人以增加其心輸出量？

    (A) Metaproterenol

    (B) Dobutamine

    (C) Carvedilol

    (D) Prazosin

31. 下列何者為治療毛地黃中毒時，引發心室纖維顫動的首選藥物？

    (A) Phenytoin

    (B) Nitroglycerin

    (C) Hydralazine

    (D) Nifedipine

32. Dobutamine 可用於增加急性鬱血性心臟衰竭 (congestive heart failure) 病人的心輸出量 (cardiac output)，其作用主要是透過活化下列何種受體而產生？

    (A) β_1 腎上腺素受體 (β_1 adrenergic receptor)

    (B) β_2 腎上腺素受體 (β_2 adrenergic receptor)

    (C) D_1 多巴胺受體 (D_1 dopaminergic receptor)

    (D) D_2 多巴胺受體 (D_2 dopaminergic receptor)

33. 血管緊縮素轉換酶抑制劑用於治療充血性心衰竭病人，其作用機轉為何？

    (A) 增加血中腎素活性，但不影響心臟纖維化

    (B) 減少腎素產生，進而減少心臟纖維化

    (C) 減少周邊血管阻抗，促進利尿來降低心臟後負荷

    (D) 減少醛固酮 (aldosterone) 分泌，可降低心臟前負荷

34. Digoxin 在治療劑量範圍內，不會有下列何種心電圖的變化？

    (A) PR 期間延長

    (B) QT 期間延長

    (C) T 波減少或轉向

    (D) ST 期間縮短

CHAPTER
09

35. 毛地黃藥物對下列哪種疾病不具有治療效果？

(A) 心房心跳加速 (atrial tachycardia)

(B) 充血性心衰竭 (congestive heart failure)

(C) 心肌梗塞 (cardiac infarction)

(D) 突發性心房心跳加速 (paroxysmal atrial tachycardia)

36. 關於毛地黃之副作用，下列敘述何者錯誤？

(A) 噁心、嘔吐   (B) 心律減慢

(C) 便祕   (D) 視線模糊、失去方向感

37. 下列強心配醣體，何者的血漿蛋白結合率最高？

(A) Deslanoside   (B) Ouabain

(C) Digitoxin   (D) Digoxin

38. 下列哪一種藥物與毛地黃製劑併用時，會增加毛地黃製劑的毒性？

(A) Phenobarbital   (B) Phenytoin

(C) Hydrochlorothiazide   (D) Nitroglycerin

39. 下列關於毛地黃中毒之治療，何者錯誤？

(A) 立刻注入或補充鉀鹽以對抗毛地黃對房室結之抑制

(B) 給予 Digoxin 抗體之 Fab 片段

(C) 給予 Lidocaine

(D) 病人血液通過含吸附作用之活性碳

40. 下列強心劑中，何者不是經由增加心肌細胞內 cyclic AMP 的量來達到強心的效果？

(A) Epinephrine   (B) Dobutamine

(C) Dopamine   (D) Digoxin

41. 下列有關毛地黃 (Digitalis) 的敘述，何者錯誤？

    (A) 為心肌膜上 Na^+/K^+-ATPase 之抑制劑，具強心作用

    (B) 易造成蓄積現象，治療指數 (T.I.) 小，毒性大

    (C) 其中毒解毒劑為 Thiazide

    (D) 易誘發心律不整現象，可用 Lidocaine 緩解之

42. 下列何者最不適用於治療慢性心衰竭？

    (A) 血管舒張劑

    (B) 交感神經 β 受體抑制劑

    (C) AT_1 受體抑制劑

    (D) 鈣離子通道抑制劑

43. 下列何種強心配醣體最長效？

    (A) Digitoxin   (B) Lanatoside C

    (C) Ouabain   (D) Digoxin

44. 下列何種藥物為磷酸二酯酶 (PDE) 抑制劑，常用於治療心衰竭？

    (A) Amrinone   (B) Dobutamine

    (C) Procainamide   (D) Digoxin

45. 毛地黃最直接的作用機轉為何？

    (A) 抑制 Na^+/Ca^{2+} exchanger 活性

    (B) 增加 Na^+/Ca^{2+} exchanger 活性

    (C) 抑制 Na^+/H^+ ATPase 活性

    (D) 抑制 Na^+/K^+ ATPase 活性

CHAPTER
09

46. 下列何種強心藥物作用機轉為增加 adenylate cyclase 活性？

(A) Digitoxin

(B) Spironolactone

(C) Dobutamine

(D) Milrinone

47. 毛地黃藥物 Digitalis 不可以和利尿劑 Thiazides 共同使用，原因是共同使用容易產生？

(A) 高血鎂

(B) 低血鉀

(C) 高血鈣

(D) 低血糖

48. 有關毛地黃的作用之敘述，下列何者錯誤？

(A) 心肌收縮力增加

(B) 減緩心房與心室間的傳導速率

(C) 靜脈壓降低

(D) 減低腎血流

49. 下列何種強心配醣體最易排出，蓄積作用最低？

(A) Digitoxin

(B) Lanatoside C

(C) Ouabain

(D) Digoxin

50. 使用毛地黃治療心衰竭時，須特別注意血液中何種離子的濃度，以避免中毒？

(A) 鈉離子

(B) 鉀離子

(C) 鈣離子

(D) 氯離子

51. 病人使用下列何種抗心律不整藥物時，較易產生視力模糊、耳鳴、頭痛與昏眩的副作用？

(A) Amiodarone

(B) Metoprolol

(C) Adenosine

(D) Quinidine

52. 預防心肌梗塞後所產生的突發性心律不整，下列何種藥物最適宜？

(A) Amiodarone　　　　　　　　　(B) Propranolol

(C) Dofetilide　　　　　　　　　　(D) Verapamil

53. 下列何者為 Lidocaine 的臨床用途？

(A) 全身麻醉　　　　　　　　　　(B) 抗癲癇

(C) 抗心律不整　　　　　　　　　(D) 抗心絞痛

54. 下列抗心律不整藥物，何者是急性上心室心律不整之首選藥物？

(A) Diltiazem　　　　　　　　　　(B) Adenosine

(C) Amiodarone　　　　　　　　　(D) Quinidine

55. Lidocaine 的作用機轉為抑制下列何種離子通道？

(A) 鈉離子　　　　　　　　　　　(B) 鉀離子

(C) 鈣離子　　　　　　　　　　　(D) 氯離子

56. 下列何者是治療陣發性心室上心搏過速 (PSVT) 的首選藥物？

(A) Adenosine　　　　　　　　　　(B) Lidocaine

(C) Mexiletine　　　　　　　　　　(D) Flecainide

57. 下列抗心律不整藥物，何者可以降低動作電位第四期的去極化，而減少竇房結的自主性？

(A) Quinidine　　　　　　　　　　(B) Sotalol

(C) Amiodarone　　　　　　　　　(D) Propranolol

58. 下列何者屬於 Class III 抗心律不整藥物兼具有 β-blocker 作用？

(A) Metoprolol　　　　　　　　　　(B) Sotalol

(C) Verapamil　　　　　　　　　　(D) Digoxin

CHAPTER
09

59. Flecainide 可用於治療具威脅生命之心室心律不整,但也容易引發致命的心律不整,主要原因為何?

(A) 過度抑制鈣離子管道,導致房室傳導阻斷 (A-V block)

(B) 過度抑制鉀離子管道,導致心室期外收縮

(C) 過度抑制鈉離子管道,導致心傳導過慢

(D) 過度抑制鈉鈣離子交換,導致心室期外收縮

60. Beta 腎上腺素受體拮抗劑用於治療心律不整,主要的藥理機轉為何?

(A) 減慢房室傳導速度,抑制心肌細胞之自主興奮性

(B) 延長動作電位期間,不影響耗氧

(C) 抑制竇房結鈉管道活化,減少放電

(D) 活化鉀管道,降低心肌收縮力

61. 靜脈注射 Adenosine 可治療急性上心室 (supraventricular) 心律不整,主要作用機制為何?

(A) 活化 A_1 受體,抑制鈣離子通道,同時活化鉀離子通道

(B) 抑制 A_1 受體,活化鉀離子通道,同時活化鈉鉀幫浦

(C) 活化 A_2 受體,活化鈣離子通道,同時活化鉀離子通道

(D) 抑制 A_2 受體,抑制鈣離子通道,同時活化鉀離子通道

62. 下列抗心律不整的藥物,何者會延長動作電位的間期,且甲狀腺機能異常者需小心使用?

(A) Amiodarone

(B) Verapamil

(C) Propranolol

(D) Quinidine

63. Amiodarone 為治療心室心搏過速,合併左心室功能受損之首選用藥,下列何者不是長期使用此藥後的副作用?

(A) 甲狀腺功能異常

(B) 皮膚色素沉積

(C) 腹瀉

(D) 角膜有黃棕色沉積物

64. 下列何者不是 Phenytoin 的副作用？

(A) 牙齦增生

(B) 複視

(C) Steven-Johnson 症候群

(D) 體重增加

65. 下列藥物和作用機轉之配對，何者錯誤？

(A) Procainamide：阻斷鉀離子通道

(B) Bretylium：阻斷鉀離子通道

(C) Propanolol：阻斷腎上腺素 Beta 受體

(D) Quinidine：阻斷鈉離子通道

66. 下列哪一個抗心律不整藥物，不適合用來治療陣發性上心室心律不整？

(A) Verapamil

(B) Atropine

(C) Adenosine

(D) Propranolol

67. 硝化甘油 (Nitroglycerin) 的最主要臨床用途為何？

(A) 緩解頭痛

(B) 緩解心絞痛

(C) 緩解緊張情緒

(D) 緩解骨骼肌痙攣

68. Beta 腎上腺素受體拮抗劑用於治療心絞痛的藥理作用，不包括下列何者？

(A) 降低心肌收縮力及心跳速率，而減少心肌氧氣需求量

(B) 不適合用於變異性心絞痛 (variant angina)，可能加重該症狀

(C) 延長舒張灌流時間，增加心內膜下缺血區之供氧

(D) 縮短心臟射血時間，減少心肌耗氧

69. Nitroglycerin (NTG) 經由舌下或經皮膚（貼劑）給藥的目的為何？

(A) 以利併用其他擴增冠狀動脈循環用藥

(B) 減少低血壓之副作用

(C) 避開肝臟代謝之首渡效應

(D) 減少反射性心搏過速之副作用

70. 下列有關 Nitrate 之藥理作用的敘述何者錯誤？

(A) 可用於氰化物中毒，因其能使血紅素亞鐵離子變成鐵離子

(B) 血管放鬆減少舒張壓

(C) 減少靜脈血回流以減少心臟負荷

(D) 減少心跳速率減少心臟耗氧量

71. 哪一樣藥物會增加環鳥糞嘌呤核苷 (cyclic guanine nucleotides) 使血管放鬆，而能用於心絞痛之治療？

(A) Nitrates
(B) Verapamil
(C) Diltiazem
(D) Propranolol

72. 下列何者最適用於緩解急性心絞痛的發作？

(A) Verapamil 口服錠

(B) Bretylium 口服錠

(C) Nitroglycerin，油膏製劑

(D) Nitroglycerin，舌下錠

73. 當考慮使用硝酸鹽類藥物、腎上腺素性神經元阻斷劑或神經節阻斷劑在某患有嚴重高血壓和心絞痛的病人時，這些藥物都有相同的一種副作用，這個副作用是下列何者？

(A) 劇烈頭痛
(B) 姿態性低血壓
(C) 性功能變差
(D) 心跳變慢

74. 透過釋出 NO 分子來擴張血管的藥物是？

(A) Hydralazine
(B) Nitroprusside
(C) Verapamil
(D) Diazoxide

75. 下列降血壓藥物中，何者主要不是作用於血管平滑肌？

(A) Chlorothiazide
(B) Minoxidil
(C) Verapamil
(D) Prazosin

76. 下列關於 Nitroglycerin 的敘述，何者錯誤？

(A) 使平滑肌舒張，對於心肌或骨骼肌則幾乎無直接作用
(B) 對於動脈及靜脈血管均有舒張作用
(C) 可反射性地間接刺激交感神經，而加快心跳
(D) 其舒張冠狀血管是經由增加細胞內 cAMP

77. 治療心絞痛藥物作用的主要方式，下列何者為真？

(A) 交感神經 β 受體抑制劑增加對心肌的供氧
(B) 交感神經 β 受體抑制劑減少心肌對氧的需求
(C) 鈣離子通道抑制劑不改變心肌對氧的需求
(D) Nitrates 增加心肌對氧的需求

78. 關於有機硝酸鹽類藥物之敘述中，下列何者錯誤？

(A) 能增加冠狀動脈血流量
(B) 對動脈血管比對靜脈血管之擴張作用大
(C) 用於解除急性心絞痛發作
(D) 用於鬱血性心衰竭之治療

79. 下列哪一種硝基化合物作用時效最長？

(A) Nitroglycerin
(B) Amyl nitrite
(C) Isosorbide dinitrate
(D) Nitric oxide

80.有關硝酸甘油的敘述，下列何者錯誤？

(A) 主要於肝臟代謝

(B) 每天連續投藥 24 小時最有效

(C) 應貯存於深色瓶子內

(D) 急救時可靜脈注射投藥

81. 下列何種第一類抗心律不整藥物對鈉離子通道的抑制作用最強？

(A) IA：Quinidine

(B) IB：Lidocaine

(C) IC：Flecainide

(D) IA：Disopyramide

解答：

1.B	2.C	3.D	4.A	5.D	6.A	7.A	8.D	9.C	10.D	11.C	12.D	13.A	14.C	15.A	16.D	17.D	18.A	19.B	20.A
21.A	22.B	23.B	24.D	25.B	26.D	27.C	28.D	29.A	30.B	31.A	32.A	33.D	34.B	35.C	36.C	37.C	38.C	39.A	40.D
41.C	42.D	43.A	44.A	45.D	46.C	47.B	48.D	49.C	50.B	51.D	52.B	53.C	54.B	55.A	56.A	57.D	58.B	59.C	60.A
61.A	62.A	63.C	64.D	65.A	66.B	67.B	68.D	69.C	70.D	71.A	72.D	73.B	74.B	75.A	76.D	77.B	78.B	79.C	80.B
81.B																			

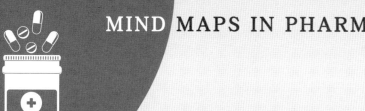

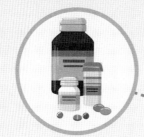

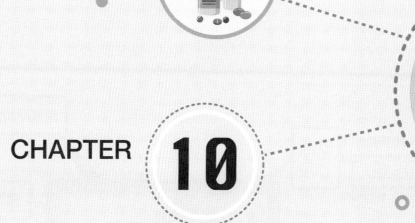

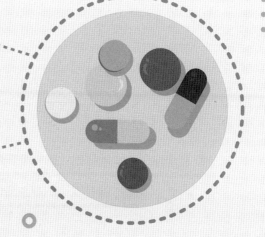

CHAPTER **10**

心血管系統藥物（二）：
血液用藥

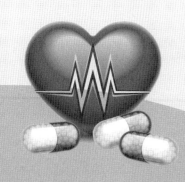

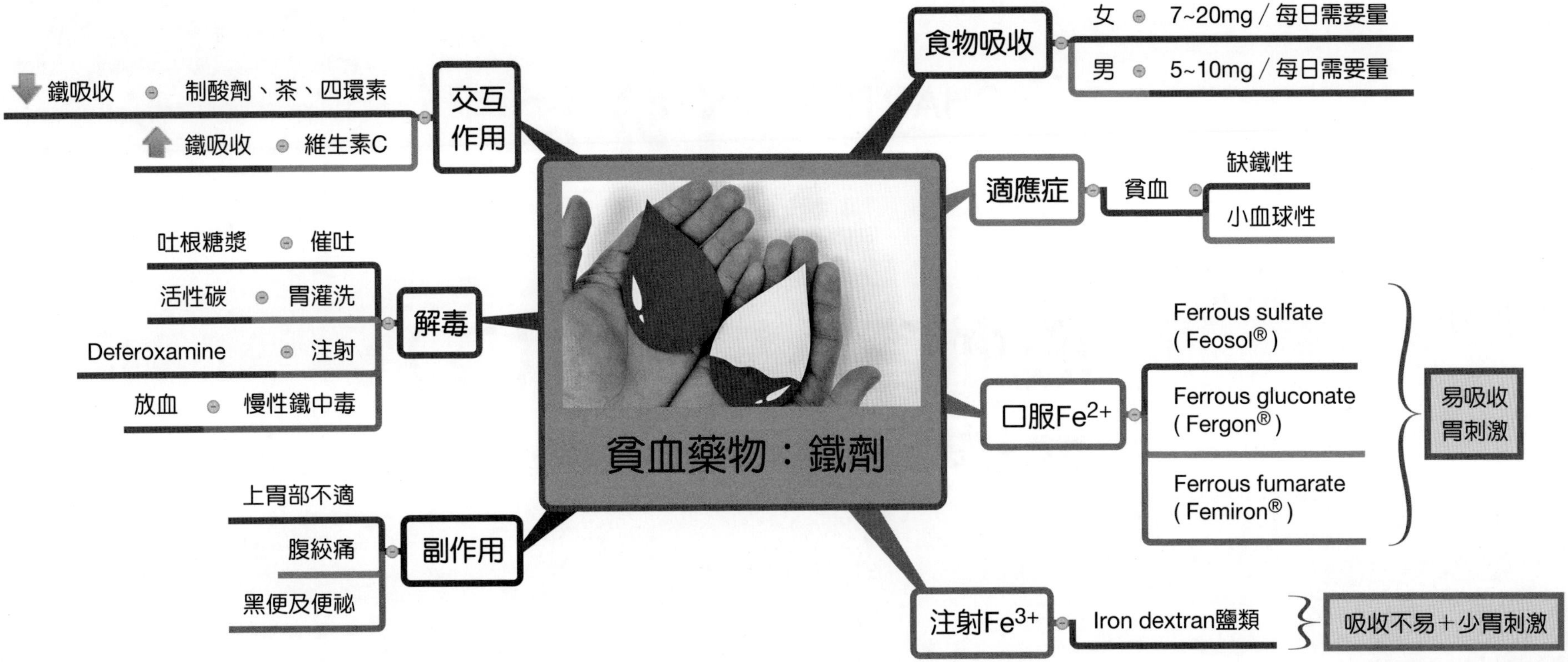

食物吸收 — 女 ⊝ 7~20mg／每日需要量

男 ⊝ 5~10mg／每日需要量

⬇ 鐵吸收 ⊝ 制酸劑、茶、四環素

交互作用

⬆ 鐵吸收 ⊝ 維生素C

適應症 ⊝ 貧血 ⊝ 缺鐵性

小血球性

吐根糖漿 ⊝ 催吐

活性碳 ⊝ 胃灌洗

Deferoxamine ⊝ 注射

放血 ⊝ 慢性鐵中毒

解毒

口服Fe^{2+} ⊝

Ferrous sulfate (Feosol®)

Ferrous gluconate (Fergon®)

Ferrous fumarate (Femiron®)

易吸收 胃刺激

上胃部不適

腹絞痛

黑便及便祕

副作用

貧血藥物：鐵劑

注射Fe^{3+} ⊝ Iron dextran鹽類 } 吸收不易＋少胃刺激

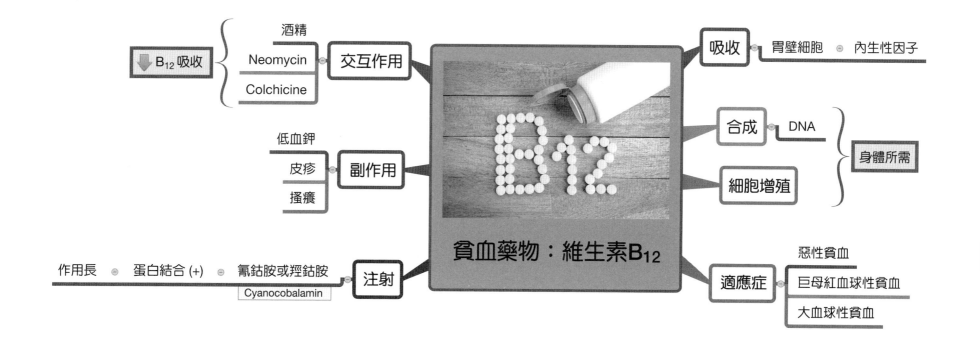

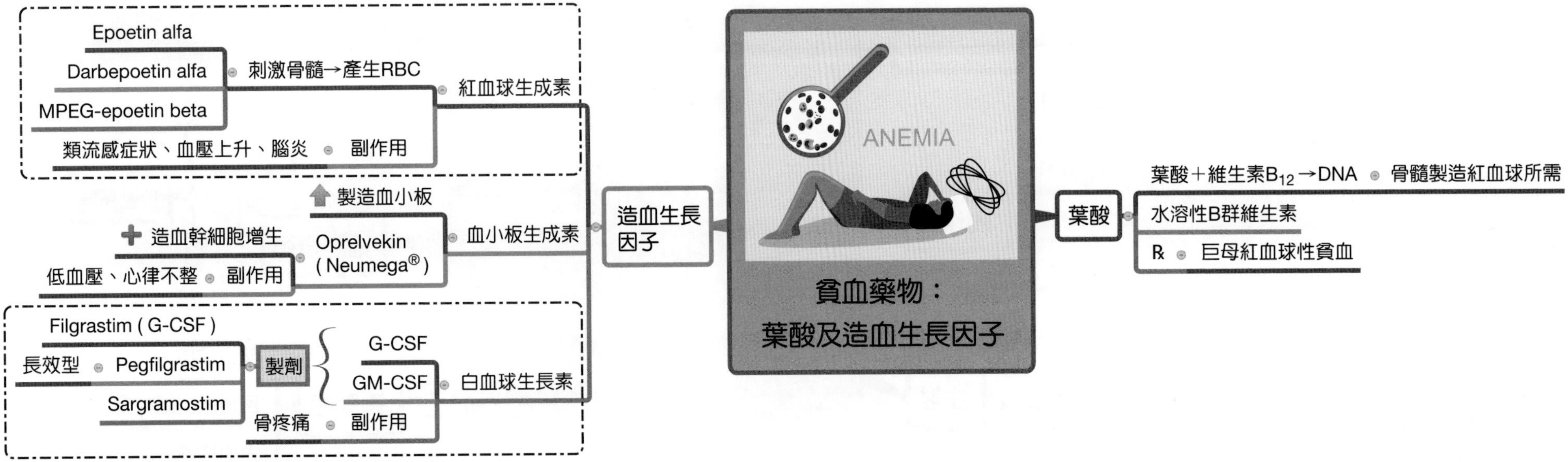

Epoetin alfa

Darbepoetin alfa

MPEG-epoetin beta

　刺激骨髓→產生RBC

類流感症狀、血壓上升、腦炎　副作用

紅血球生成素

+ 製造血小板

+ 造血幹細胞增生

Oprelvekin
（Neumega®）

血小板生成素

低血壓、心律不整　副作用

Filgrastim（G-CSF）

長效型　Pegfilgrastim

Sargramostim

製劑

G-CSF

GM-CSF　白血球生長素

骨疼痛　副作用

造血生長因子

ANEMIA

貧血藥物：
葉酸及造血生長因子

葉酸

葉酸＋維生素B_{12}→DNA　骨髓製造紅血球所需

水溶性B群維生素

R　巨母紅血球性貧血

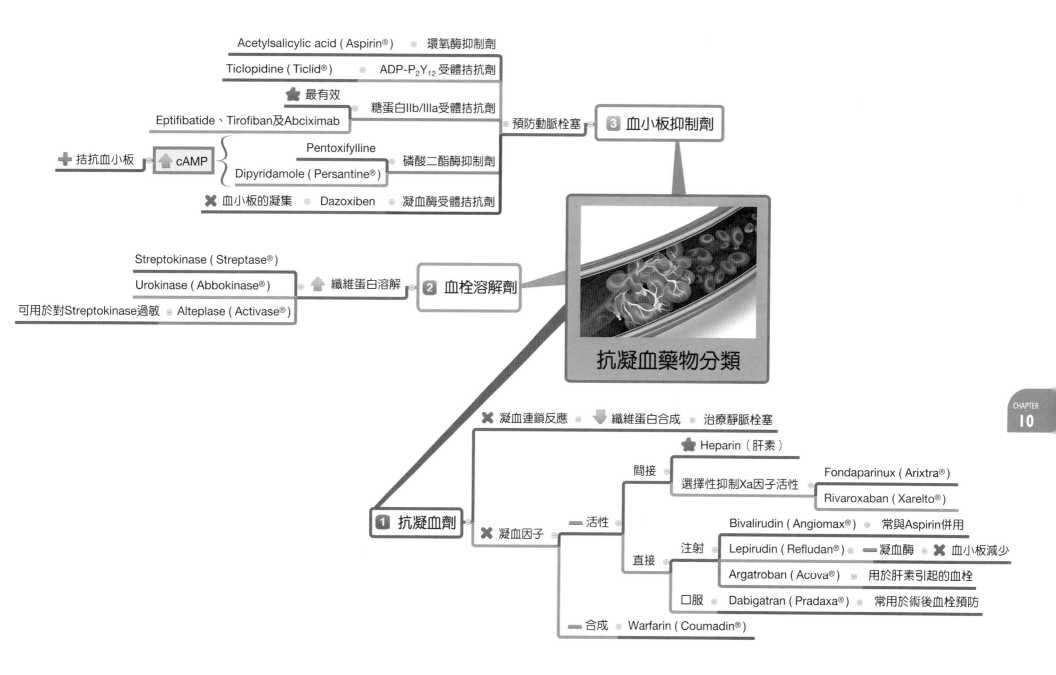

Acetylsalicylic acid（Aspirin®） ⊙ 環氧酶抑制劑

Ticlopidine（Ticlid®） ⊙ ADP-P$_2$Y$_{12}$ 受體拮抗劑

⭐ 最有效

糖蛋白IIb/IIIa受體拮抗劑

Eptifibatide、Tirofiban及Abciximab ⊙ 預防動脈栓塞 ← ③ 血小板抑制劑

➕ 拮抗血小板 ⊙ ⬆ cAMP

Pentoxifylline

Dipyridamole（Persantine®） ⊙ 磷酸二酯酶抑制劑

❌ 血小板的凝集 Dazoxiben ⊙ 凝血酶受體拮抗劑

Streptokinase（Streptase®）

Urokinase（Abbokinase®） ⊙ ⬆ 纖維蛋白溶解 ← ② 血栓溶解劑

可用於對Streptokinase過敏 ⊙ Alteplase（Activase®）

抗凝血藥物分類

❌ 凝血連鎖反應 ⊙ ⬇ 纖維蛋白合成 ⊙ 治療靜脈栓塞

⭐ Heparin（肝素）

間接 ⊙

選擇性抑制Xa因子活性 — Fondaparinux（Arixtra®）

Rivaroxaban（Xarelto®）

① 抗凝血劑 ⊙ ❌ 凝血因子 — 活性 ⊙

Bivalirudin（Angiomax®） 常與Aspirin併用

直接 ⊙ 注射 ⊙ Lepirudin（Refludan®） — 凝血酶 ❌ 血小板減少

Argatroban（Acova®） ⊙ 用於肝素引起的血栓

口服 ⊙ Dabigatran（Pradaxa®） ⊙ 常用於術後血栓預防

— 合成 ⊙ Warfarin（Coumadin®）

CHAPTER
10

139

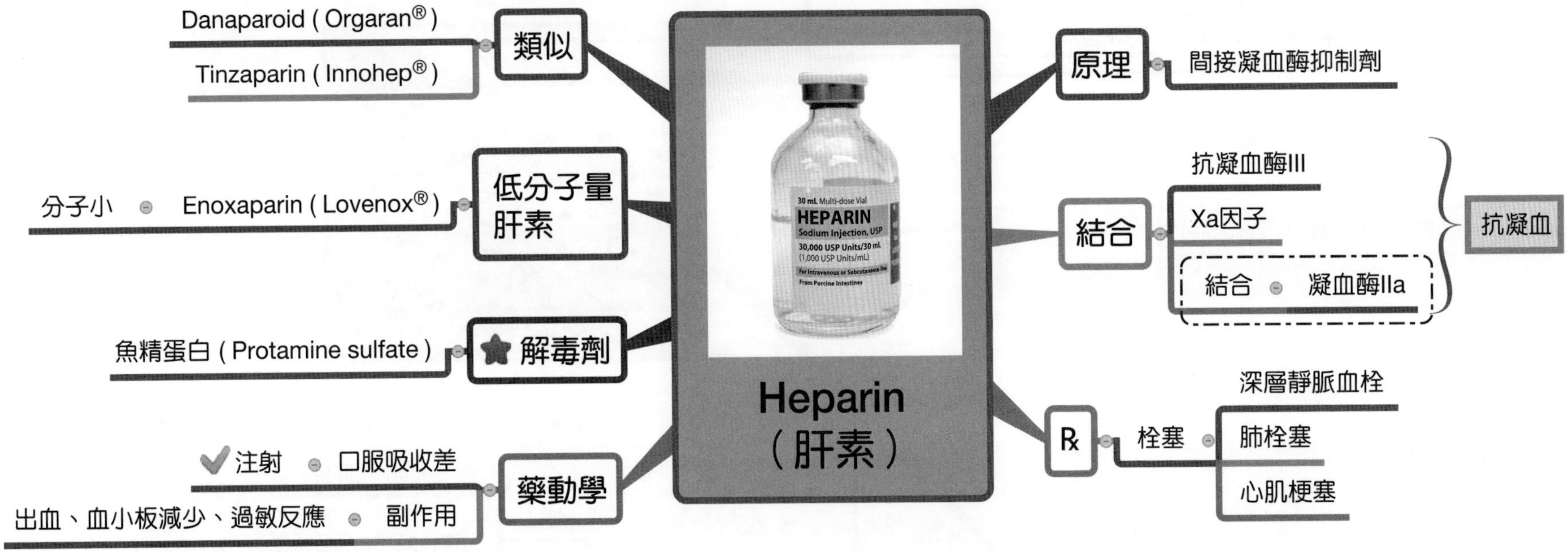

Heparin
(肝素)
30 mL Multi-dose Vial
HEPARIN
Sodium Injection, USP
30,000 USP Units/30 mL
(1,000 USP Units/mL)
類似
Danaparoid (Orgaran®)
Tinzaparin (Innohep®)
低分子量肝素
Enoxaparin (Lovenox®)
分子小
解毒劑
魚精蛋白 (Protamine sulfate)
藥動學
注射
口服吸收差
副作用
出血、血小板減少、過敏反應
原理
間接凝血酶抑制劑
結合
抗凝血酶III
Xa因子
結合
凝血酶IIa
抗凝血
℞
栓塞
深層靜脈血栓
肺栓塞
心肌梗塞

血小板凝集 ◎ 🔄 血小板活化途徑

咽喉痛、再生不良性貧血、血小板減少 ◎ 副作用

Clopidogrel（Plavix®）◎ 類似

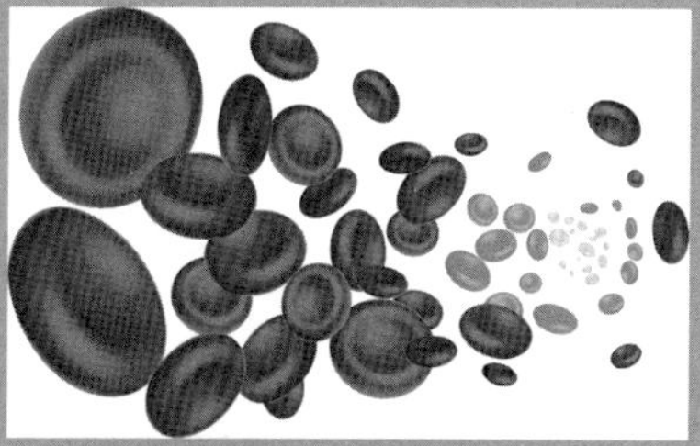

Ticlopidine（Ticlid®）

Fondaparinux
(Arixtra®)
◎ 結合 ◎ 抗凝血酶III ◎ Xa因子去活化

⬇ 花生四烯酸→血栓素A₂ ◎ 環氧酶

胃腸不適、出血、過敏反應、腎功能損害 ◎ 副作用

Acetylsalicylic acid（Aspirin®）

Rivaroxaban
(Xarelto®)
Xa因子活性 ◎ 抗凝血
副作用 ◎ 轉氨酶上升

❌ 過敏反應 ◎ 人類蛋白

Urokinase（Abbokinase®）

抗凝血藥物

纖維蛋白→可溶的分解產物 ◎ 胞漿素原→胞漿素

栓塞、梗塞

異常出血、過敏反應 ◎ 副作用

Streptokinase（Streptase®）

維生素K
環氧化物 ◎ 🔄 維生素K 活化 ◎ 間接抑制凝血因子合成
還原酶

Warfarin（Coumadin®）

℞ 靜脈血栓
預防急性心肌梗塞
⭐ 起效慢＋作用長

藥動學 ◎ ✔ 口服 ◎ 99% 血漿蛋白結合

⭐ 解毒劑 ◎ 維生素K₁

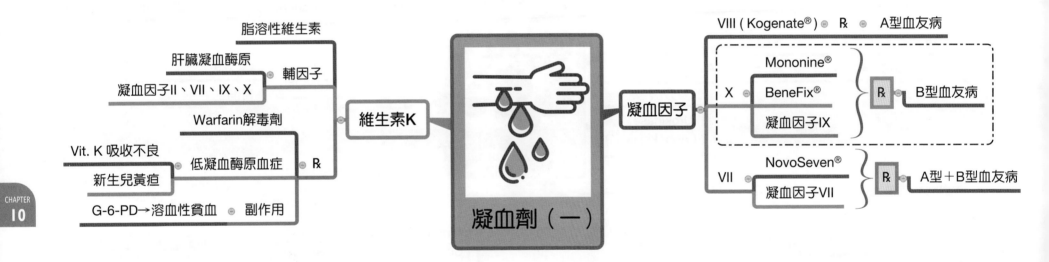

脂溶性維生素

肝臟凝血酶原

凝血因子II、VII、IX、X —— 輔因子

Warfarin解毒劑

Vit. K 吸收不良

新生兒黃疸 —— 低凝血酶原血症 —— Rx

G-6-PD→溶血性貧血 —— 副作用

維生素K

凝血劑（一）

凝血因子

VIII（Kogenate®） —— Rx —— A型血友病

Mononine®

X — BeneFix® —— Rx —— B型血友病

凝血因子IX

NovoSeven®

VII — 凝血因子VII —— Rx —— A型＋B型血友病

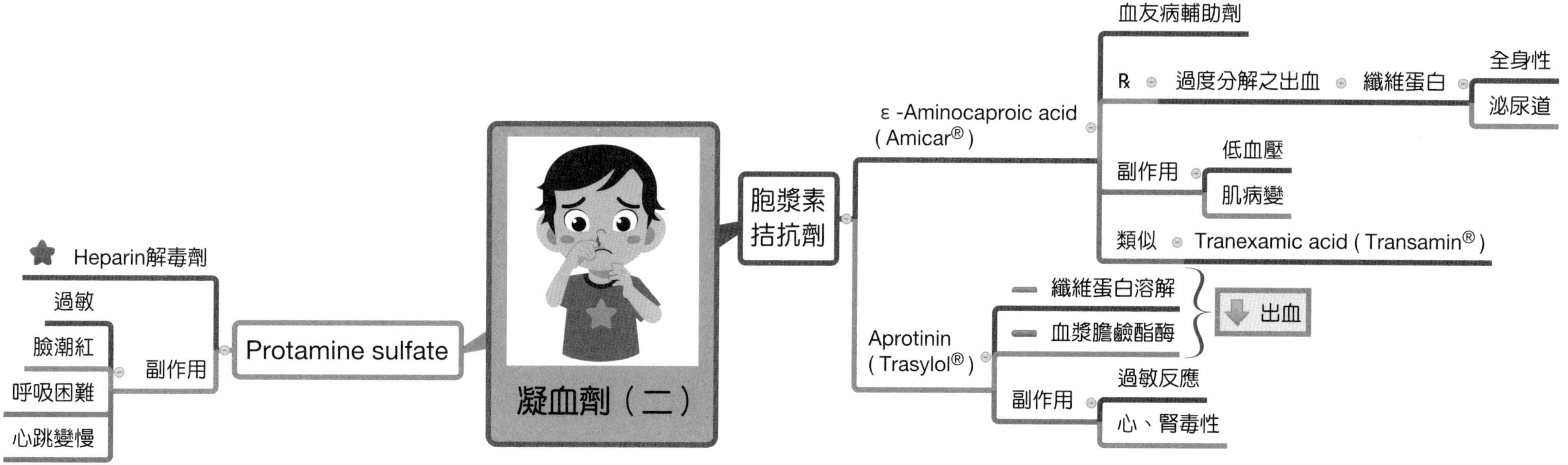

凝血劑（二）

Heparin解毒劑 ☆

Protamine sulfate

副作用
- 過敏
- 臉潮紅
- 呼吸困難
- 心跳變慢

胞漿素拮抗劑

ε-Aminocaproic acid（Amicar®）
- Rx ⊖ 過度分解之出血 ⊖ 纖維蛋白
  - 血友病輔助劑
  - 全身性
  - 泌尿道
- 副作用
  - 低血壓
  - 肌病變
- 類似 ⊖ Tranexamic acid（Transamin®）

Aprotinin（Trasylol®）
- 纖維蛋白溶解
- 血漿膽鹼酯酶
} ⬇出血
- 副作用
  - 過敏反應
  - 心、腎毒性

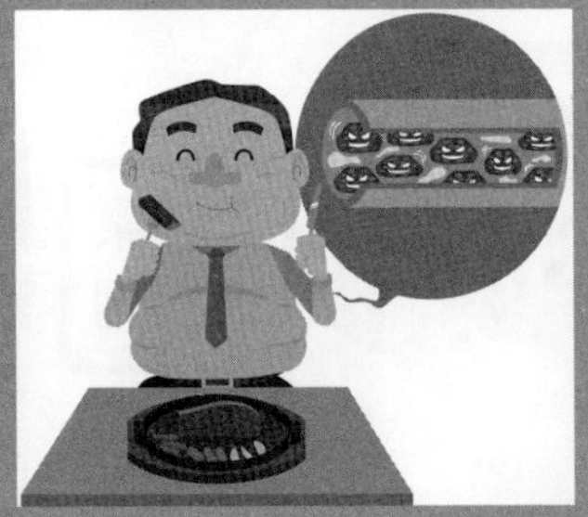

**HMG-CoA
還原酶抑制劑**

降低膽固醇合成

Lovastatin
(Mevacor®)

━ 膽固醇合成

✚ LDL 受體 ⬇ LDL

副作用 ● 肝毒性、失眠、橫紋肌溶解

類似 ● Pravastatin (Pravachol®)

Atorvastatin (Lipitor®)

降血脂藥（一）

膽酸結合樹脂

促進膽固醇排除

Cholestyramine
(Questran®)

陰離子交換樹脂

⬇ 膽固醇 ● ⬆ 膽酸排出 ● ✚ 膽固醇→膽酸

便祕、腹脹 ● 副作用

⬇ 脂溶性A、D、E、K吸收

Colestipol (Colestid®) ● 類似

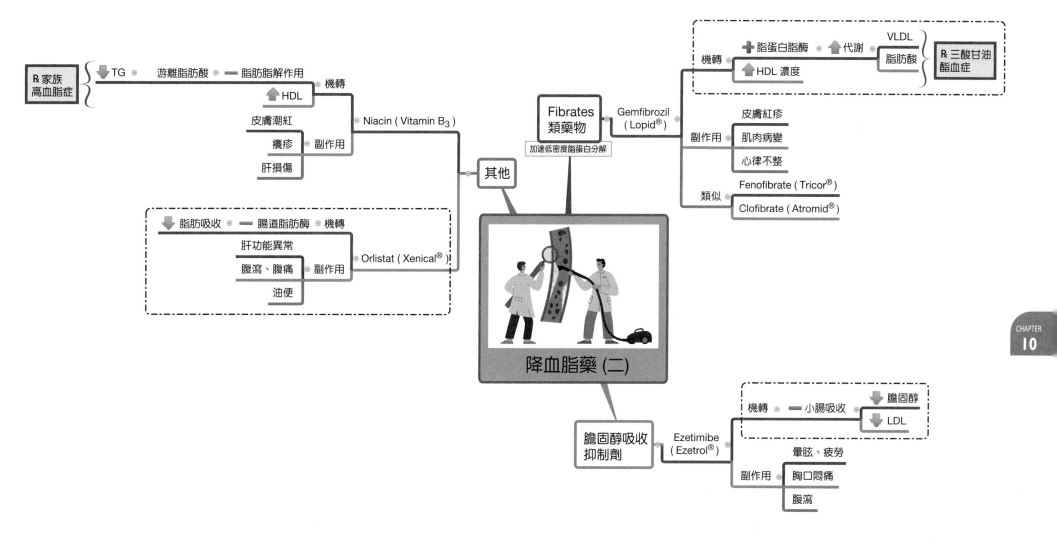

Ⓡ 家族
高血脂症

⬇TG ⊙ 游離脂肪酸 ⊙ — 脂肪脂解作用 ⊙ 機轉

⬆HDL

皮膚潮紅

癢疹 ⊙ 副作用

肝損傷

⊙ Niacin (Vitamin B₃)

⬇脂肪吸收 ⊙ — 腸道脂肪酶 ⊙ 機轉

肝功能異常

腹瀉、腹痛 ⊙ 副作用

油便

⊙ Orlistat (Xenical®)

其他

Fibrates
類藥物

加速低密度脂蛋白分解

➕脂蛋白脂酶 ⊙ ⬆代謝 ⊙ VLDL

⬆HDL 濃度

脂肪酸

Ⓡ 三酸甘油
酯血症

機轉

Gemfibrozil
(Lopid®)

皮膚紅疹

肌肉病變 ⊙ 副作用

心律不整

類似

Fenofibrate (Tricor®)

Clofibrate (Atromid®)

降血脂藥 (二)

膽固醇吸收
抑制劑

Ezetimibe
(Ezetrol®)

機轉 ⊙ — 小腸吸收 ⊙ ⬇膽固醇

⬇LDL

暈眩、疲勞

胸口悶痛 ⊙ 副作用

腹瀉

CHAPTER
10

課後複習

1. 關於貧血治療藥物 Darbepoetin 的敘述，下列何者錯誤？

   (A) 是一種化學合成的小分子藥物

   (B) 投藥後刺激紅血球生成的藥效展現 (onset) 比紅血球生成素 (erythropoietin) 來得慢

   (C) 投藥後在人體中的半衰期 (half-life) 比紅血球生成素來得長

   (D) 主要的副作用包括高血壓

2. 下列何種不是葉酸 (folate) 缺乏時之症狀？

   (A) 厭食   (B) 神經性病變

   (C) 虛弱   (D) 下痢

3. 治療惡性貧血時，口服投予 Vitamin B_{12} 效果不佳的原因是？

   (A) 病人缺乏 intrinsic factor，以致小腸無法吸收 Vitamin B_{12}

   (B) 病人缺乏 Plasma β-globulin，無法運送 Vitamin B_{12}

   (C) 病人肝臟細胞無法貯存 Vitamin B_{12}

   (D) 病人由腸道再吸收 Vitamin B_{12} 能力差

4. 下列何種維生素是維持神經髓鞘結構 (myelin) 之必要物質？

   (A) Vitamin C   (B) Vitamin B_{12}

   (C) Vitamin D   (D) Vitamin E

5. 下列何者可治療惡性貧血 (pernicious anemia)？

   (A) Iron dextran   (B) Vitamin B_{12}

   (C) Folic acid   (D) Vitamin K_1

CHAPTER 10

6. 尿毒症洗腎病人必須補充何種藥物以免嚴重貧血？

    (A) 葉酸 (Folic acid)

    (B) 維生素 B_{12} (Vitamin B_{12})

    (C) 鐵劑 (Iron)

    (D) 紅血球生成素 (Erythropoietin)

7. 尿毒症洗腎病人必須補充下列何種藥物，才能最有效改善貧血問題？

    (A) 鐵劑   (B) 葉酸

    (C) 紅血球生成素   (D) 維生素 B_{12}

8. Clopidogrel 透過下列何種機轉來降低血小板活性？

    (A) 阻斷血小板表面的凝血 (thrombin) 受體

    (B) 阻斷血小板表面的 ADP 受體

    (C) 阻斷血小板表面的 IIb/IIIa 醣蛋白複合體 (GP IIb/IIIa)

    (D) 阻斷血小板表面的膠原蛋白 (collagen) 受體

9. 口服抗凝血藥物 Warfarin 經由影響下列何種維生素的功能進而影響凝血因子 II、VII、IX、X 的生合成？

    (A) 維生素 A   (B) 維生素 D

    (C) 維生素 E   (D) 維生素 K

10. 下列有關新型抗凝血藥物 Argatroban 的敘述，何者正確？

    (A) 經由注射方式給藥

    (B) 主要抑制第十凝血因子

    (C) 血漿中必須有 antithrombin III 存在才有抗凝血活性

    (D) 不經肝臟代謝直接由腎臟排除

CHAPTER
10

11. 下列抗血小板凝集藥物中，何者之作用機制為抑制磷酸雙酯酶 (phosphodiesterase)？

(A) Aspirin

(B) Ticlopidine

(C) Clopidogrel

(D) Dipyridamole

12. Alteplase 主要用於治療急性缺血性中風、心肌梗塞、肺栓塞、深部靜脈栓塞，其藥理作用機轉為何？

(A) 不可逆結合抑制凝血酶 IIa

(B) 可逆結合抑制凝血酶 Xa

(C) 活化已經和血栓結合之胞漿素原 (fibrin-bound plasminogen)

(D) 活化 Vitamin K 環氧化還原酶 (epoxide reductase)

13. Clopidogrel 最主要的臨床用途為？

(A) 降血壓

(B) 利尿

(C) 治療心律不整

(D) 抗血栓

14. 下列何者為使用 Alteplase 時最常見的副作用？

(A) 血管收縮

(B) 血小板減少

(C) 腸道壞死

(D) 流血不止

15. 易產生深部靜脈栓塞 (deep vein thrombosis) 的懷孕婦女，使用抗血栓製劑以預防血栓產生危及胎兒時，下列何者為最佳選擇？

(A) Heparin

(B) Warfarin

(C) Abciximab

(D) Urokinase

16. 關於抗凝血與貧血的敘述，下列何者錯誤？

(A) 肝素 (heparin) 過量使用時之解毒劑為 Protamine

(B) Warfarin (Coumadin®) 之拮抗劑為維生素 K

(C) 缺乏葉酸 (Folic acid) 會導致巨母紅血球貧血

(D) 缺鐵性貧血可口服 Iron dextran (Imferon®) 治療

17. 下列何種治療急性心肌梗塞之藥物是屬於抗血小板凝集之藥物？

(A) Propranolol (B) Streptokinase

(C) Ticlopidine (D) Verapamil

18. 何者適用於預防心肌梗塞病人發生靜脈栓塞？

(A) Heparin

(B) Aspirin

(C) Streptokinase

(D) Glycoprotein IIb/IIIa inhibitor

19. Urokinase 藉由切斷下列何者的 peptide 鍵結而產生主要療效及副作用？

(A) 胞漿素原 (plasminogen)

(B) 血管緊縮素原 (angiotensinogen)

(C) 胞漿素 (plasmin)

(D) 纖維蛋白 (fibrin)

20. 下列何者抗凝血劑須靠 antithrombin III 之作用？

(A) Dicumarol (B) Heparin

(C) Sodium citrate (D) Warfarin

21. 對於影響血液藥物之敘述，何者錯誤？

(A) EPO (Erythropoietin) 常用於洗腎之慢性腎衰竭病人，以矯正其貧血現象

(B) Warfarin 為靜脈注射之抗凝血劑

(C) Aspirin 可抑制 Thromboxane A_2 生合成，預防血小板凝集

(D) 葉酸 (Folic acid) 可治療巨母紅血球性貧血症 (megaloblastic anemia)

CHAPTER
10

22. Urokinase 的臨床用途為何？

(A) 抗黴菌   (B) 溶解血栓

(C) 解熱鎮痛   (D) 抗病毒

23. 下列何種抗血栓藥物的作用機轉，與影響凝血因子在肝臟的生合成步驟有關？

(A) Heparin   (B) Sodium citrate

(C) Aspirin   (D) Warfarin

24. Tissue plasminogen activator (t-PA) 的臨床用途為何？

(A) 降血壓   (B) 抑制癌細胞生長

(C) 促進血栓分解   (D) 刺激紅血球生成

25. Dicumarol 為下列何種維生素的拮抗劑？

(A) 維生素 A   (B) 維生素 B

(C) 維生素 E   (D) 維生素 K

26. Heparin 抑制血液凝固的作用機轉為何？

(A) 促進抗凝血素 III (antithrombin III) 的作用

(B) 干擾纖維蛋白 (fibrin) 的聚合

(C) 抑制血小板的凝集活性

(D) 促進血塊分解

27. 下列何種藥物可以口服給藥？

(A) Alteplase   (B) Heparin

(C) Streptokinase   (D) Warfarin

28.肝素類藥物之最嚴重副作用是？

(A) 過敏反應　　　　　　　　　　　　(B) 血栓生成

(C) 出血　　　　　　　　　　　　　　(D) 血小板數下降

29.Vitamin K 可用來中和下列何種藥物的藥效？

(A) Warfarin　　　　　　　　　　　　(B) Aspirin

(C) Heparin　　　　　　　　　　　　(D) Streptokinase

30.下列何種藥物是 glycoprotein IIb/IIIa 受體拮抗劑？

(A) Ticlopidine　　　　　　　　　　　(B) Eptifibatide

(C) Dipyridamole　　　　　　　　　　(D) Heparin

31. Heparin 使用過量時，可給予何種藥物來中和 Heparin 的作用？

(A) Vitamin K　　　　　　　　　　　(B) Protamine sulfate

(C) Vitamin B$_{12}$　　　　　　　　　　(D) Sodium citrate

32.下列何種藥物不是血小板凝集抑制劑？

(A) Warfarin　　　　　　　　　　　　(B) Aspirin

(C) Clopidogrel　　　　　　　　　　　(D) Dipyridamole

33.哪一種藥物口服無效？

(A) Dicumarol　　　　　　　　　　　(B) Heparin

(C) Anisindione　　　　　　　　　　　(D) Aspirin

34.下列何者不是纖維蛋白溶解劑？

(A) 尿激酶 (Urokinase)　　　　　　　(B) 鏈球菌激酶 (Streptokinase)

(C) Reteplase　　　　　　　　　　　(D) Eptifibatide

CHAPTER
10

35. 下列何種降血脂藥物會阻礙腸胃道吸收脂溶性維生素 (A、D、E、K）？

(A) Lovastatin

(B) Colestipol

(C) Niacin

(D) Gemfibrozil

36. 下列降血脂藥物中，何者提升血漿 HDL (high density lipoprotein) 的藥效最強？

(A) Fluvastatin

(B) Gemfibrozil

(C) Niacin

(D) Ezetimibe

37. Clofibrate 之臨床用途為？

(A) 降血壓藥物

(B) 抗焦慮藥物

(C) 治療氣喘藥物

(D) 降血脂藥物

38. 下列何種降血脂藥物可增加肝臟 LDL 受體含量，而促進肝臟吸收 LDL？

(A) Niacin

(B) Neomycin

(C) Colestipol

(D) Gemfibrozil

39. 下列何種藥物透過抑制 HMG-CoA 還原酵素的機轉，因而具有溶解膽固醇結石的作用？

(A) Meperidine

(B) Chenodiol

(C) Ursodiol

(D) Monoctanoin

40. 下列降血脂藥物使用之組合，何者最不合理？

(A) Niacin / Cholestyramine

(B) Simvastatin / Colestipol

(C) Gemfibrozil / Cholestyramine

(D) Colestipol / Cholestyramine

41. 下列何者屬於 HMG-CoA 還原抑制劑類降血脂藥物？

    (A) Gemfibrozil

    (B) Disopyramide

    (C) Lovastatin

    (D) Cholestyramine

42. Cholestyramine 最常見的副作用為？

    (A) 便祕

    (B) 過敏

    (C) 成癮

    (D) 咳嗽

43. Cerivastatin 屬於下列何種藥物？

    (A) 降血壓藥物

    (B) 降血脂藥物

    (C) 抗生素

    (D) 抗組織胺藥物

44. 下列何種降血脂藥物屬於膽酸結合樹脂？

    (A) Colestipol

    (B) Gemfibrozil

    (C) Lovastatin

    (D) Niacin

45. 下列何種降血脂藥物之急性副作用為皮膚潮紅搔癢？

    (A) Clofibrate

    (B) Colestipol

    (C) Niacin

    (D) Lovastatin

CHAPTER 10

46. Gemfibrozil (Lopid®) 的臨床應用為何？

    (A) 降血脂

    (B) 降血糖

    (C) 降尿酸

    (D) 利尿

47. 下列哪一項是 Lovastatin 的藥理作用？

    (A) 降低膽固醇的生合成

    (B) 加速脂蛋白代謝

    (C) 降低高密度脂蛋白 (HDL)

    (D) 阻止膽固醇的再吸收

48. 下列何者有降低低密度脂蛋白之功用？

    (A) 維生素 A

    (B) 菸鹼酸 (niacin)

    (C) 生育醇 (tocopherol)

    (D) 氰鈷胺 (cyanocobalamin)

49. 下列哪一種藥物對降低血中膽固醇及三酸甘油酯最有效？

    (A) Probucol

    (B) D- 甲狀腺素

    (C) Niacin

    (D) Neomycin

50. 下列哪一種藥須使用 4~7 天後才生效，兩週內才達最高藥效？

    (A) Niacin

    (B) Cholestyramine

    (C) Ezetimibe

    (D) Lovastatin

51. 下列哪一種藥物同時降低血中 LDL 及 HDL，但不影響三酸甘油酯？

    (A) Lovastatin

    (B) Probucol

    (C) Gemfibrozil

    (D) Clofibrate

52. 下列降血脂藥物中，何者可使脂肪組織血管內之脂蛋白脂解酶 (lipoprotein lipase) 生成量增加，而使血中三酸甘油酯濃度降低，主要用於治療高三酸甘油酯血症 (hypertriglyceridemia)？

    (A) Fenofibrate

    (B) Ezetimibe

    (C) Colestipol

    (D) Rosuvastatin

解答：

1.A	2.B	3.A	4.B	5.B	6.D	7.C	8.B	9.D	10.A	11.D	12.C	13.D	14.D	15.A	16.D	17.C	18.A	19.A	20.B
21.B	22.B	23.D	24.C	25.D	26.A	27.D	28.C	29.A	30.B	31.B	32.A	33.B	34.D	35.B	36.C	37.D	38.C	39.B	40.D
41.C	42.A	43.B	44.A	45.C	46.A	47.A	48.B	49.C	50.B	51.B	52.A								

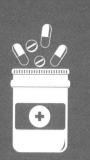

MIND MAPS IN PHARMACOLOGY

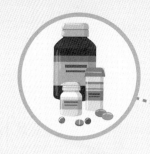

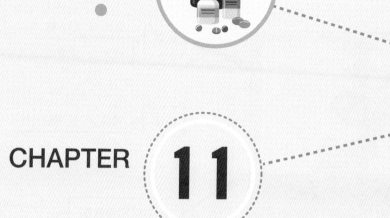

CHAPTER **11**

內分泌系統藥物

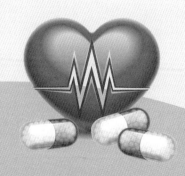

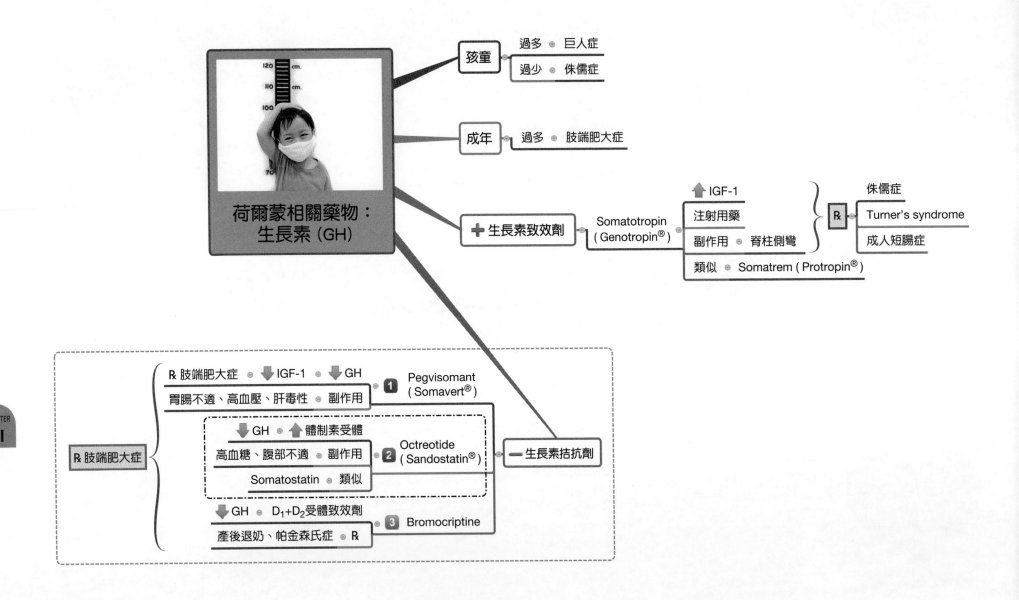

孩童 —— 過多 ● 巨人症
　　　 過少 ● 侏儒症

成年 —— 過多 ● 肢端肥大症

荷爾蒙相關藥物：生長素（GH）

✚ 生長素致效劑 —— Somatotropin（Genotropin®）
　　　　　　　　　　　⬆ IGF-1
　　　　　　　　　　　注射用藥
　　　　　　　　　　　副作用 ● 脊柱側彎
　　　　　　　　　　　類似 ● Somatrem（Protropin®）

℞ —— 侏儒症
　　　 Turner's syndrome
　　　 成人短腸症

Ｒ 肢端肥大症
　Ｒ 肢端肥大症 ● ⬇IGF-1 ● ⬇GH
　胃腸不適、高血壓、肝毒性 ● 副作用
　❶ Pegvisomant（Somavert®）

　⬇GH ● ⬆體制素受體
　高血糖、腹部不適 ● 副作用
　Somatostatin ● 類似
　❷ Octreotide（Sandostatin®）

　⬇GH ● D₁+D₂受體致效劑
　產後退奶、帕金森氏症 ● ℞
　❸ Bromocriptine

— 生長素拮抗劑

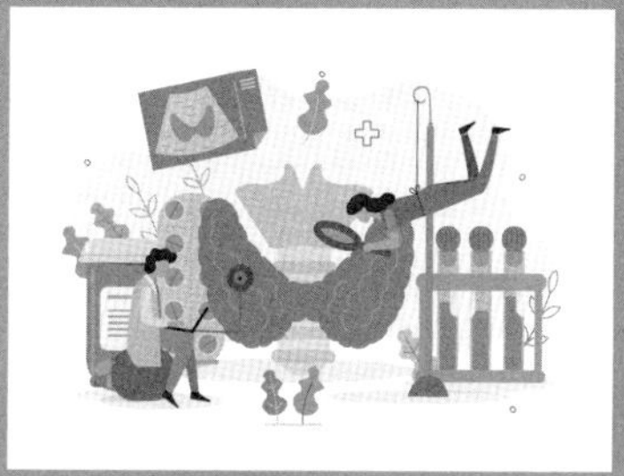

⬇️T$_3$／T$_4$合成 ◉ ⬇️碘離子攝取

胎兒再生不良性貧血 ◉ 副作用 ──① ClO$_4^-$、SCN$^-$

荷爾蒙相關藥物：
甲狀腺促素（TSH）

調節 ── 下視丘 ◉ TRH

腦下垂體 ◉ TSH

── 合成／釋放 ◉ 高濃度碘

喉嚨疼痛、黏膜潰瘍、金屬味 ◉ 副作用 ── Lugol's 溶液

⚠ 懷孕避免 ◉ ✔ 通過胎盤 ◉ 注意 ──② 碘化物

⚠ 易通過胎盤及分泌於乳汁 ◉ β＋γ 射線 ── 放射性碘─I^{131}

血小板減少、急性白血病 ◉ 副作用

── 交感神經之症狀 ◉ ③ β-拮抗劑

甲狀腺
拮抗劑

T$_3$、T$_4$、Liotrix ◉ ℞ ◉ 甲狀腺低下 ── 兒童 ◉ 呆小症

成人 ◉ 黏液水腫

⬇️T$_3$／T$_4$合成 ◉ ♺ 酪胺酸碘化
＋偶合反應 ── 過氧化酶

顆粒性白血球缺乏、發燒、喉嚨痛 ◉ 副作用 ── Propylthiouracil
（Procil®） ──④ 硫醯胺類

✔ 懷孕＋授乳可使用

⚠ 有致畸胎風險 ◉ Methimazole ◉ 類似

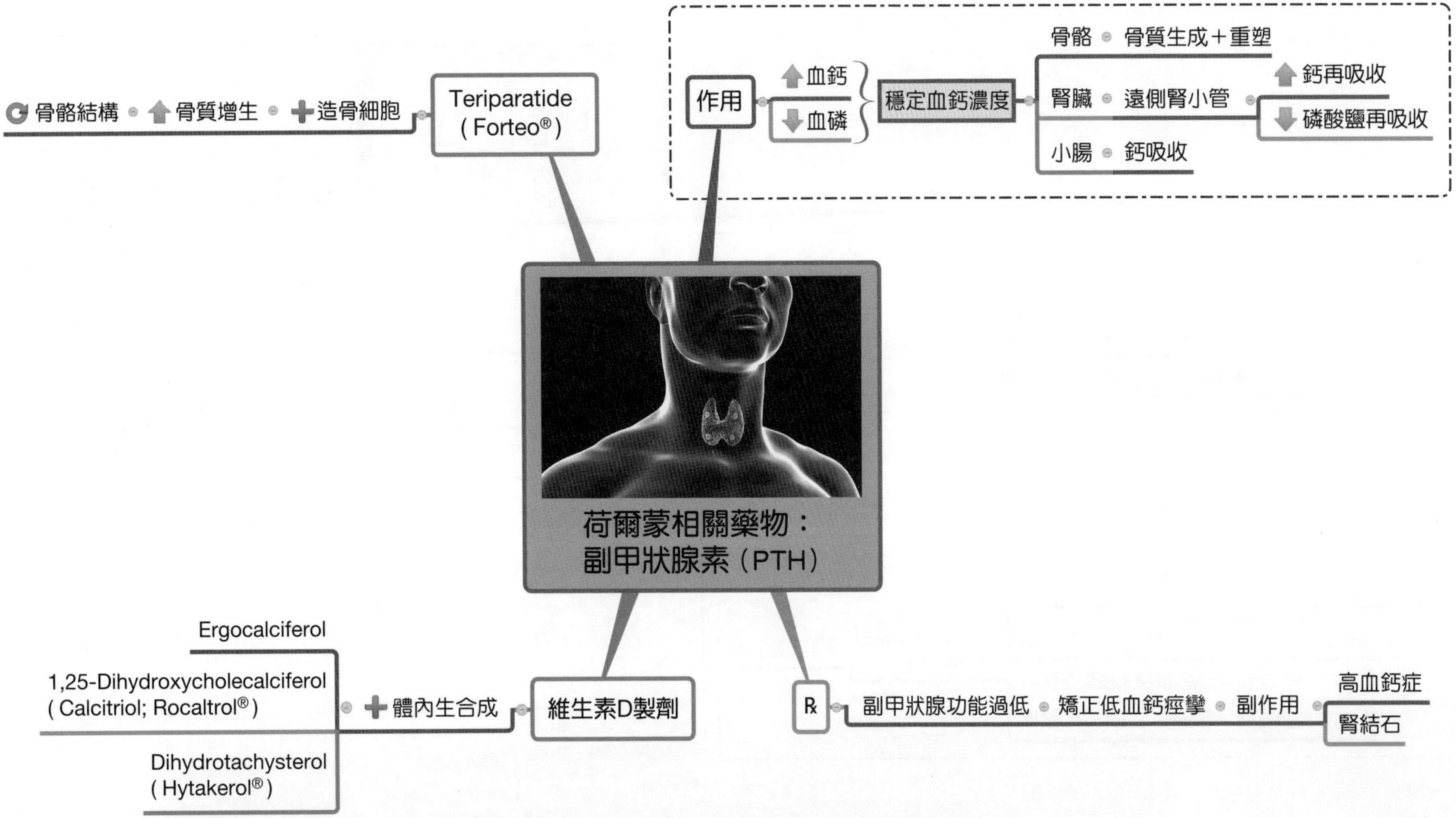

○ 骨骼結構 ● ⬆骨質增生 ● ➕造骨細胞 ─── **Teriparatide （Forteo®）**

作用 ⟨⬆血鈣 ⬇血磷⟩ ─ 穩定血鈣濃度 ─ 骨骼 ● 骨質生成＋重塑

腎臟 ● 遠側腎小管 ● ⬆鈣再吸收 / ⬇磷酸鹽再吸收

小腸 ● 鈣吸收

荷爾蒙相關藥物：副甲狀腺素（PTH）

Ergocalciferol

1,25-Dihydroxycholecalciferol （Calcitriol; Rocaltrol®）

Dihydrotachysterol （Hytakerol®）

● ➕體內生合成 ● **維生素D製劑**

Rx ● 副甲狀腺功能過低 ● 矯正低血鈣痙攣 ● 副作用 ─ 高血鈣症 / 腎結石

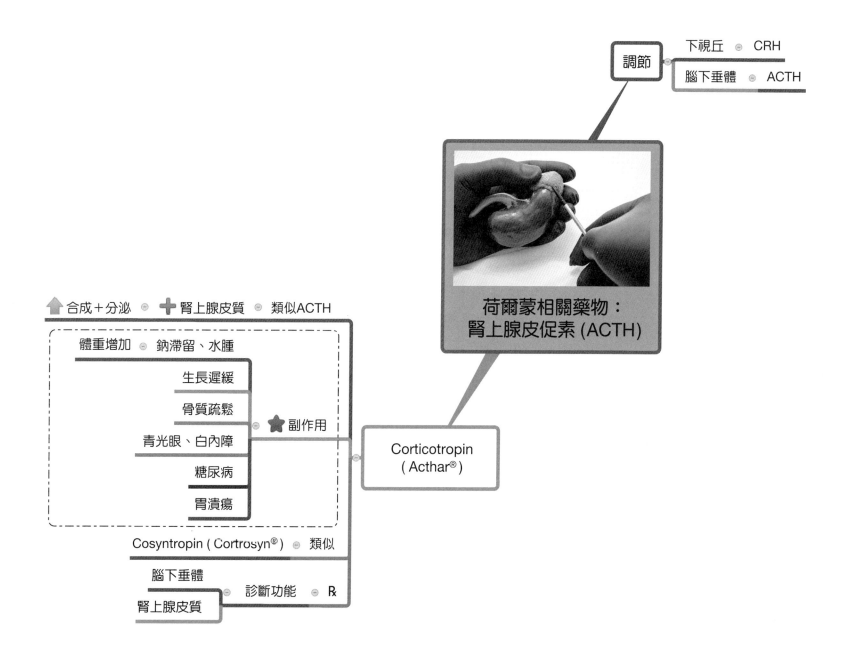

調節

下視丘 ◉ CRH

腦下垂體 ◉ ACTH

荷爾蒙相關藥物：
腎上腺皮促素 (ACTH)

⬆合成＋分泌 ◉ ✚腎上腺皮質 ◉ 類似ACTH

體重增加 ◉ 鈉滯留、水腫

生長遲緩

骨質疏鬆

青光眼、白內障 ◉ ⭐副作用

糖尿病

胃潰瘍

Corticotropin
（Acthar®）

Cosyntropin（Cortrosyn®）◉ 類似

腦下垂體

腎上腺皮質 ◉ 診斷功能 ◉ ℞

CHAPTER
11

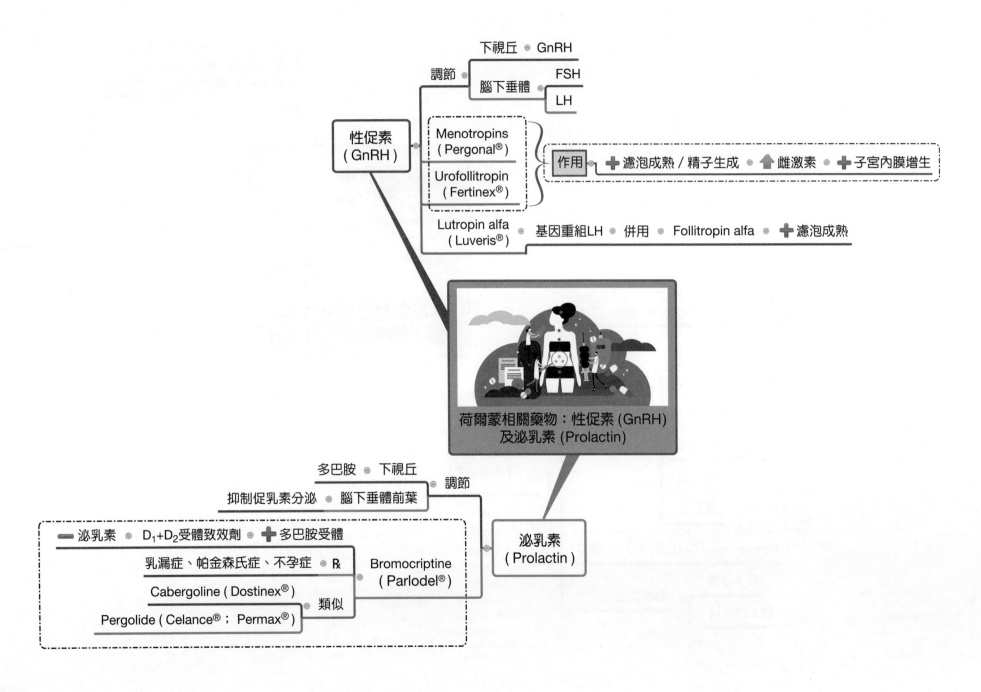

下視丘 ● GnRH

調節

腦下垂體 ── FSH

── LH

性促素
（GnRH）

Menotropins
（Pergonal®）

作用 ● ➕濾泡成熟／精子生成 ● ⬆雌激素 ● ➕子宮內膜增生

Urofollitropin
（Fertinex®）

Lutropin alfa
（Luveris®） ● 基因重組LH ● 併用 ● Follitropin alfa ● ➕濾泡成熟

荷爾蒙相關藥物：性促素 (GnRH)
及泌乳素 (Prolactin)

多巴胺 ● 下視丘

● 調節

抑制促乳素分泌 ● 腦下垂體前葉

泌乳素
（Prolactin）

➖泌乳素 ● D₁+D₂受體致效劑 ● ➕多巴胺受體

乳漏症、帕金森氏症、不孕症 ● ℞

Bromocriptine
（Parlodel®）

Cabergoline（Dostinex®）

類似

Pergolide（Celance®；Permax®）

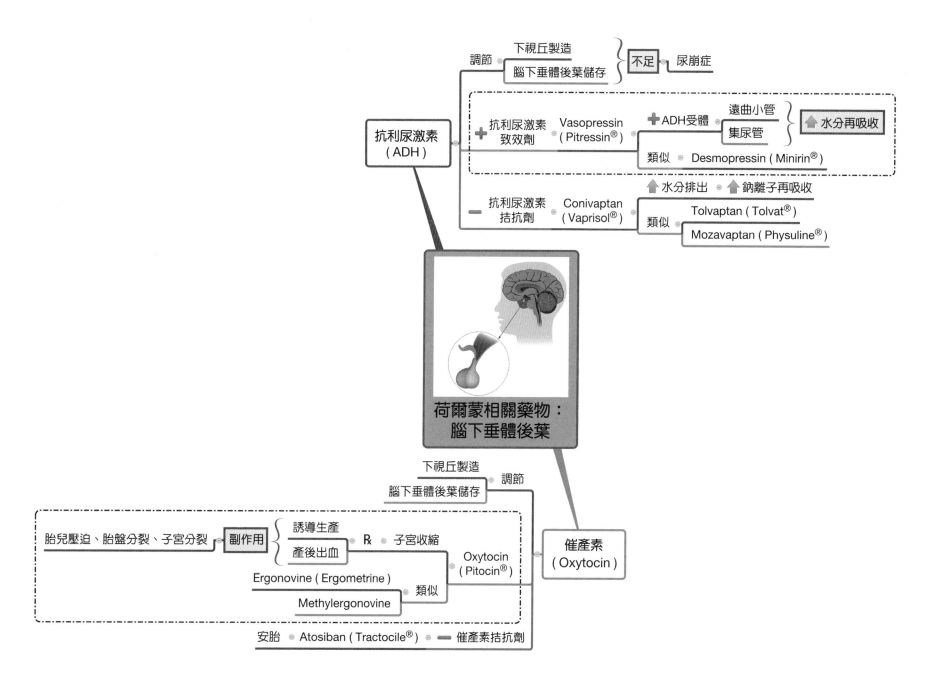

抗利尿激素（ADH）

調節 下視丘製造
腦下垂體後葉儲存
} 不足 尿崩症

+ 抗利尿激素致效劑 Vasopressin（Pitressin®） **+** ADH受體 遠曲小管
集尿管 } ⬆水分再吸收

類似 Desmopressin（Minirin®）

− 抗利尿激素拮抗劑 Conivaptan（Vaprisol®） ⬆水分排出 ⬆鈉離子再吸收

類似 Tolvaptan（Tolvat®）
Mozavaptan（Physuline®）

荷爾蒙相關藥物：腦下垂體後葉

催產素（Oxytocin）

下視丘製造 調節
腦下垂體後葉儲存

胎兒壓迫、胎盤分裂、子宮分裂 副作用 { 誘導生產 Rx 子宮收縮
產後出血 } Oxytocin（Pitocin®）

Ergonovine（Ergometrine）
Methylergonovine } 類似

安胎 Atosiban（Tractocile®） **−** 催產素拮抗劑

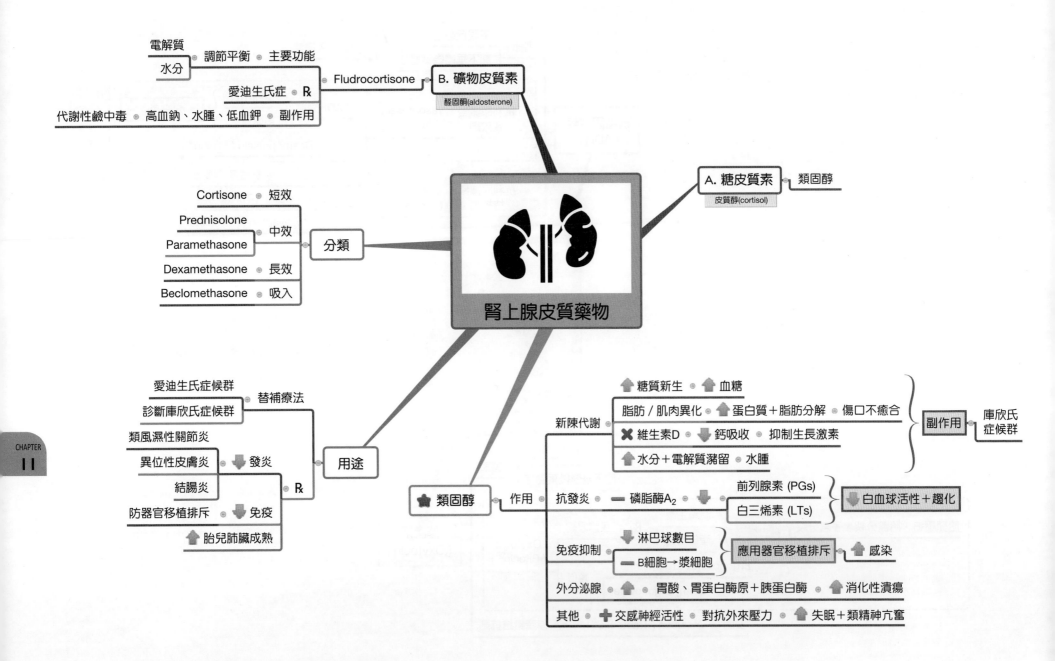

電解質
水分 ● 調節平衡 ● 主要功能
愛迪生氏症 ● Rx ● Fludrocortisone ● B. 礦物皮質素
醛固酮(aldosterone)
代謝性鹼中毒 ● 高血鈉、水腫、低血鉀 ● 副作用

A. 糖皮質素 ● 類固醇
皮質醇(cortisol)

Cortisone ● 短效
Prednisolone ● 中效
Paramethasone
Dexamethasone ● 長效
Beclomethasone ● 吸入
● 分類

腎上腺皮質藥物

愛迪生氏症候群
診斷庫欣氏症候群 ● 替補療法
類風濕性關節炎
異位性皮膚炎 ● ⬇ 發炎
結腸炎 ● Rx ● 用途
防器官移植排斥 ● ⬇ 免疫
⬆ 胎兒肺臟成熟

⭐ 類固醇 ● 作用

新陳代謝 ● ⬆ 糖質新生 ● ⬆ 血糖
脂肪 / 肌肉異化 ● ⬆ 蛋白質＋脂肪分解 ● 傷口不癒合
✖ 維生素D ● ⬇ 鈣吸收 ● 抑制生長激素
⬆ 水分＋電解質滯留 ● 水腫
副作用 ● 庫欣氏症候群

抗發炎 ● ━ 磷脂酶A₂ ● ⬇ 前列腺素 (PGs)
白三烯素 (LTs)
⬇ 白血球活性＋趨化

免疫抑制 ● ⬇ 淋巴球數目
━ B細胞→漿細胞
應用器官移植排斥 ● ⬆ 感染

外分泌腺 ● ⬆ 胃酸、胃蛋白酶原＋胰蛋白酶 ● ⬆ 消化性潰瘍
其他 ● ➕ 交感神經活性 ● 對抗外來壓力 ● ⬆ 失眠＋類精神亢奮

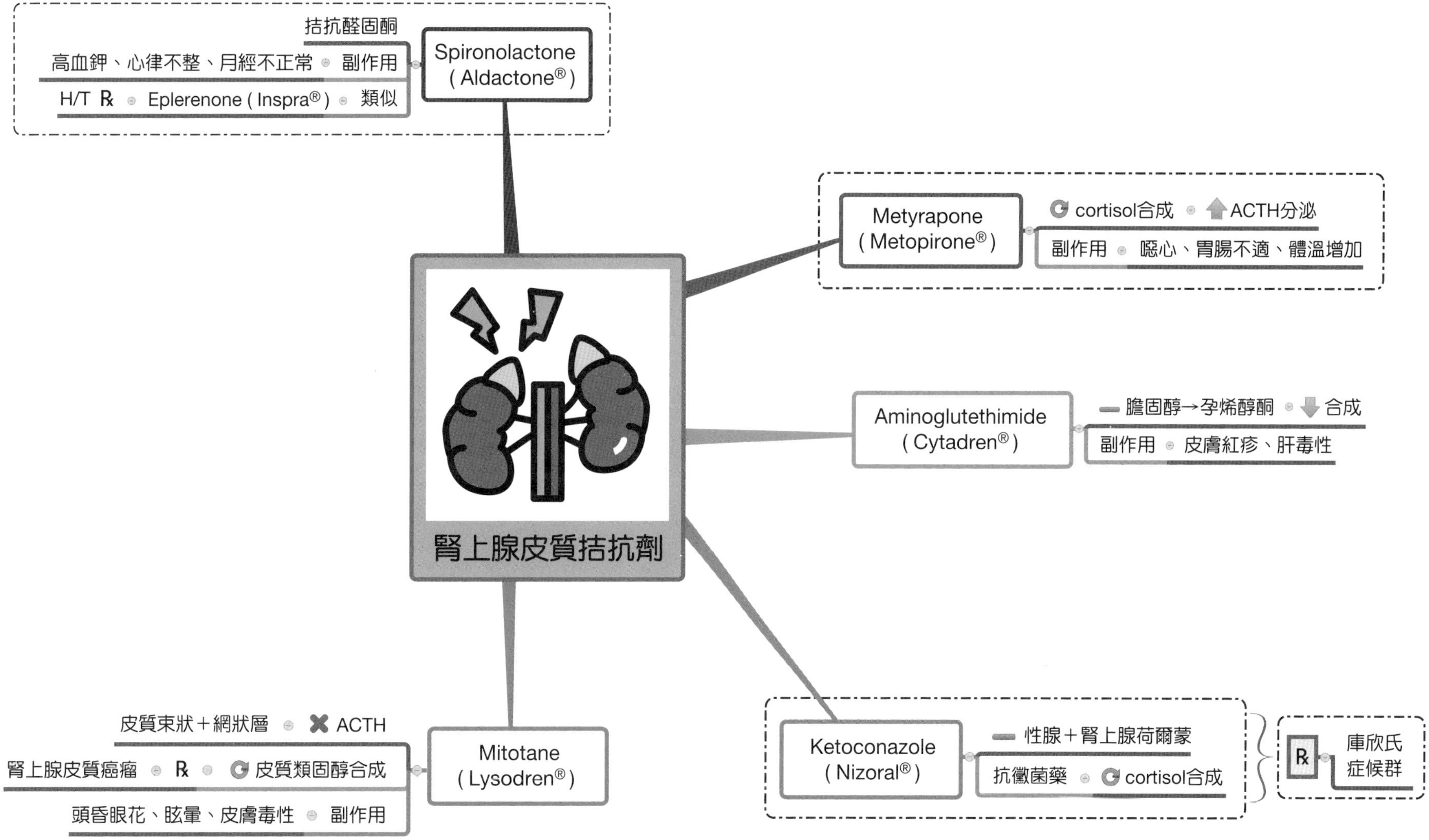

拮抗醛固酮

高血鉀、心律不整、月經不正常 ○ 副作用

H/T ℞ ○ Eplerenone (Inspra®) ○ 類似

Spironolactone (Aldactone®)

Metyrapone (Metopirone®)

○ cortisol合成 ○ ⬆ ACTH分泌

副作用 ○ 噁心、胃腸不適、體溫增加

Aminoglutethimide (Cytadren®)

— 膽固醇→孕烯醇酮 ○ ⬇ 合成

副作用 ○ 皮膚紅疹、肝毒性

腎上腺皮質拮抗劑

皮質束狀＋網狀層 ○ ✖ ACTH

腎上腺皮質癌瘤 ○ ℞ ○ 皮質類固醇合成

頭昏眼花、眩暈、皮膚毒性 ○ 副作用

Mitotane (Lysodren®)

Ketoconazole (Nizoral®)

— 性腺＋腎上腺荷爾蒙

抗黴菌藥 ○ ○ cortisol合成

℞ 庫欣氏症候群

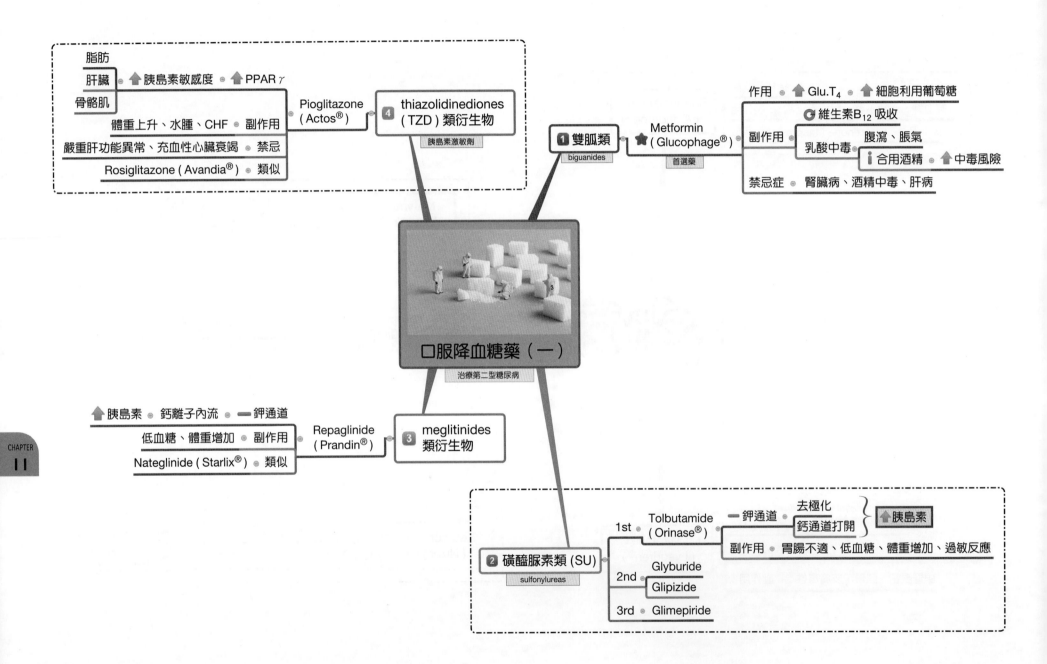

脂肪
肝臟 ● ⬆胰島素敏感度 ● ⬆PPARγ
骨骼肌
體重上升、水腫、CHF ● 副作用
嚴重肝功能異常、充血性心臟衰竭 ● 禁忌
Rosiglitazone (Avandia®) ● 類似

Pioglitazone (Actos®)

❹ thiazolidinediones (TZD) 類衍生物
胰島素激敏劑

❶ 雙胍類
biguanides

Metformin (Glucophage®)
首選藥

作用 ● ⬆Glu.T₄ ● ⬆細胞利用葡萄糖
🔄 維生素B₁₂ 吸收
副作用 乳酸中毒 腹瀉、脹氣
⬆合用酒精 ● ⬆中毒風險
禁忌症 ● 腎臟病、酒精中毒、肝病

口服降血糖藥（一）
治療第二型糖尿病

⬆胰島素 ● 鈣離子內流 ● ━鉀通道
低血糖、體重增加 ● 副作用
Nateglinide (Starlix®) ● 類似

Repaglinide (Prandin®)

❸ meglitinides 類衍生物

❷ 磺醯脲素類 (SU)
sulfonylureas

1st ● Tolbutamide (Orinase®)
━鉀通道
去極化
鈣通道打開 } ⬆胰島素
副作用 ● 胃腸不適、低血糖、體重增加、過敏反應

2nd Glyburide
Glipizide
3rd ● Glimepiride

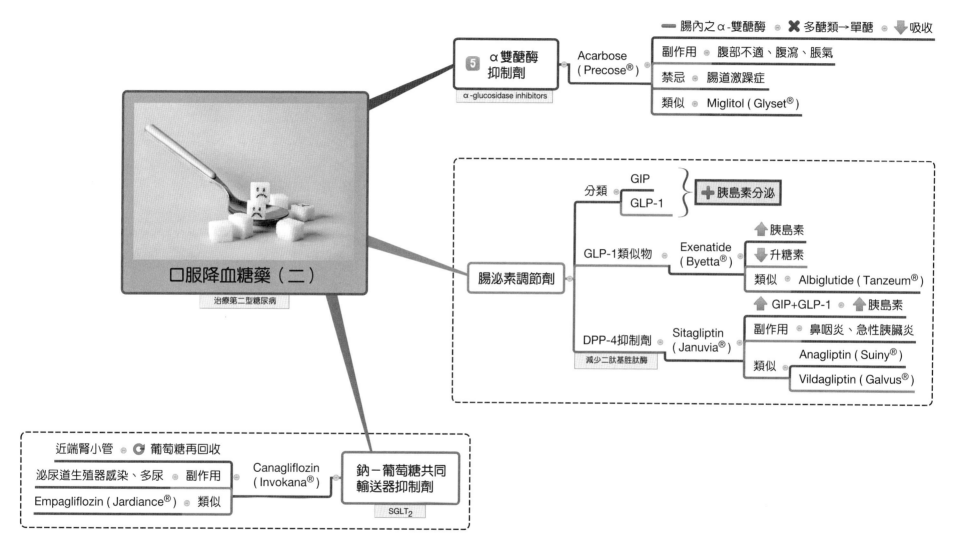

口服降血糖藥（二）

治療第二型糖尿病

⑤ α雙醣酶抑制劑
α-glucosidase inhibitors

Acarbose（Precose®）
━ 腸內之α-雙醣酶 ◎ ✖ 多醣類→單醣 ◎ ⬇吸收
副作用 ◎ 腹部不適、腹瀉、脹氣
禁忌 ◎ 腸道激躁症
類似 ◎ Miglitol（Glyset®）

腸泌素調節劑

分類
GIP
GLP-1
➕ 胰島素分泌

GLP-1類似物
Exenatide（Byetta®）
⬆胰島素
⬇升糖素
類似 ◎ Albiglutide（Tanzeum®）

DPP-4抑制劑
減少二肽基胜肽酶
Sitagliptin（Januvia®）
⬆ GIP+GLP-1 ◎ ⬆胰島素
副作用 ◎ 鼻咽炎、急性胰臟炎
類似
Anagliptin（Suiny®）
Vildagliptin（Galvus®）

CHAPTER
11

鈉－葡萄糖共同輸送器抑制劑
SGLT₂

Canagliflozin（Invokana®）
近端腎小管 ◎ 🔄 葡萄糖再回收
泌尿道生殖器感染、多尿 ◎ 副作用
Empagliflozin（Jardiance®）◎ 類似

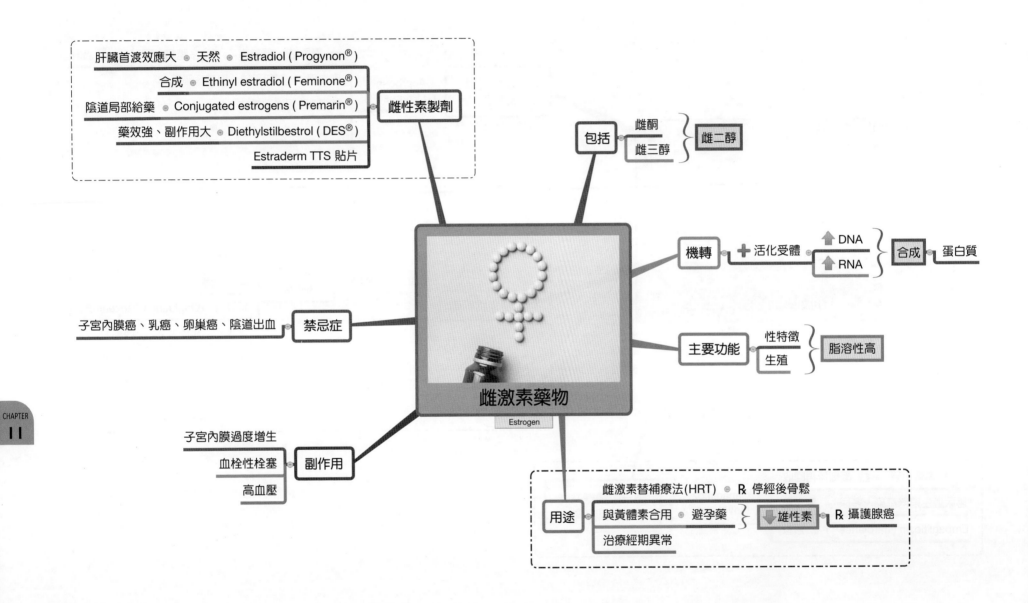

肝臟首渡效應大 ◉ 天然 ◉ Estradiol (Progynon®)

合成 ◉ Ethinyl estradiol (Feminone®)

陰道局部給藥 ◉ Conjugated estrogens (Premarin®)

藥效強、副作用大 ◉ Diethylstilbestrol (DES®)

Estraderm TTS 貼片

雌性素製劑

包括 ── 雌酮 ┐
           雌三醇 ┘ 雌二醇

機轉 ── ✚ 活化受體 ── ⬆DNA ┐ 合成 ── 蛋白質
                          ⬆RNA ┘

禁忌症 ── 子宮內膜癌、乳癌、卵巢癌、陰道出血

主要功能 ── 性特徵 ┐
                    生殖 ┘ 脂溶性高

雌激素藥物

Estrogen

副作用 ── 子宮內膜過度增生
           血栓性栓塞
           高血壓

用途 ── 雌激素替補療法(HRT) ◉ ℞ 停經後骨鬆
        與黃體素合用 ◉ 避孕藥 ┐ ⬇雄性素 ── ℞ 攝護腺癌
        治療經期異常 ┘

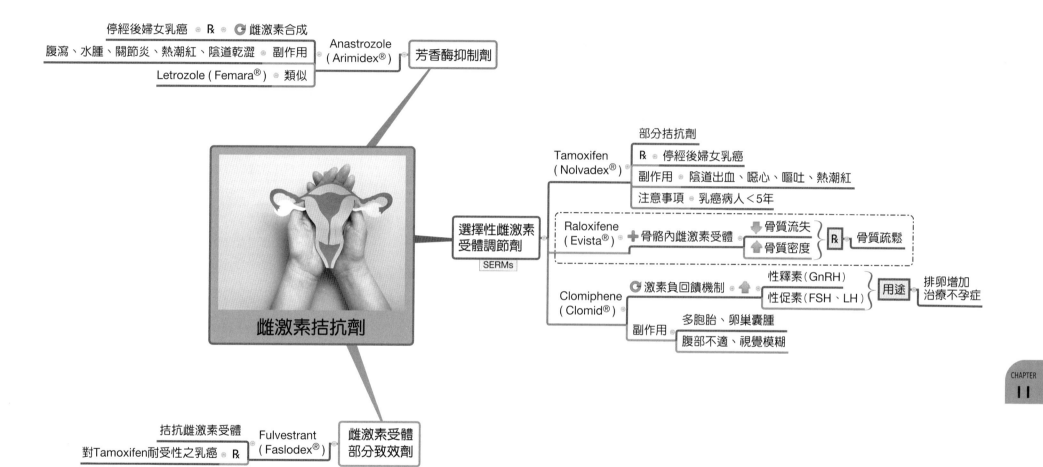

停經後婦女乳癌 ● R ● ⟳ 雌激素合成

腹瀉、水腫、關節炎、熱潮紅、陰道乾澀 ● 副作用

Anastrozole (Arimidex®)

芳香酶抑制劑

Letrozole (Femara®) ● 類似

雌激素拮抗劑

選擇性雌激素受體調節劑

SERMs

部分拮抗劑

Tamoxifen (Nolvadex®)

R ● 停經後婦女乳癌

副作用 ● 陰道出血、噁心、嘔吐、熱潮紅

注意事項 ● 乳癌病人＜5年

Raloxifene (Evista®) ＋骨骼內雌激素受體 ⬇骨質流失 ⬆骨質密度 R 骨質疏鬆

Clomiphene (Clomid®) ⟳ 激素負回饋機制 ⬆ 性釋素（GnRH） 性促素（FSH、LH） 用途 排卵增加 治療不孕症

副作用 多胞胎、卵巢囊腫 腹部不適、視覺模糊

拮抗雌激素受體

對Tamoxifen耐受性之乳癌 ● R

Fulvestrant (Faslodex®)

雌激素受體部分致效劑

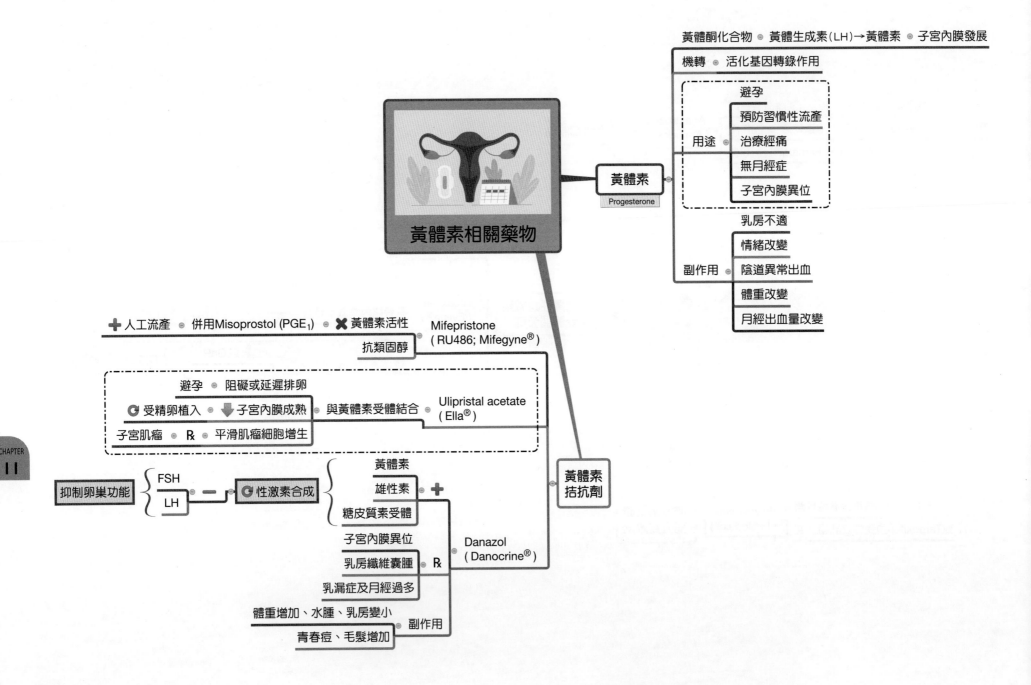

黃體酮化合物 ◉ 黃體生成素(LH)→黃體素 ◉ 子宮內膜發展

機轉 ◉ 活化基因轉錄作用

避孕

預防習慣性流產

用途 ◉ 治療經痛

無月經症

子宮內膜異位

乳房不適

情緒改變

副作用 ◉ 陰道異常出血

體重改變

月經出血量改變

黃體素
Progesterone

黃體素相關藥物

✚ 人工流產 ◉ 併用Misoprostol (PGE₁) ◉ ✖ 黃體素活性

Mifepristone
(RU486; Mifegyne®)

抗類固醇

避孕 ◉ 阻礙或延遲排卵

↻ 受精卵植入 ◉ ⬇ 子宮內膜成熟 ◉ 與黃體素受體結合

Ulipristal acetate
(Ella®)

子宮肌瘤 ◉ ℞ ◉ 平滑肌瘤細胞增生

黃體素
拮抗劑

抑制卵巢功能 FSH / LH ─ ↻ 性激素合成 黃體素

雄性素 ✚

糖皮質素受體

子宮內膜異位

乳房纖維囊腫 ℞

乳漏症及月經過多

Danazol
(Danocrine®)

體重增加、水腫、乳房變小

青春痘、毛髮增加 ◉ 副作用

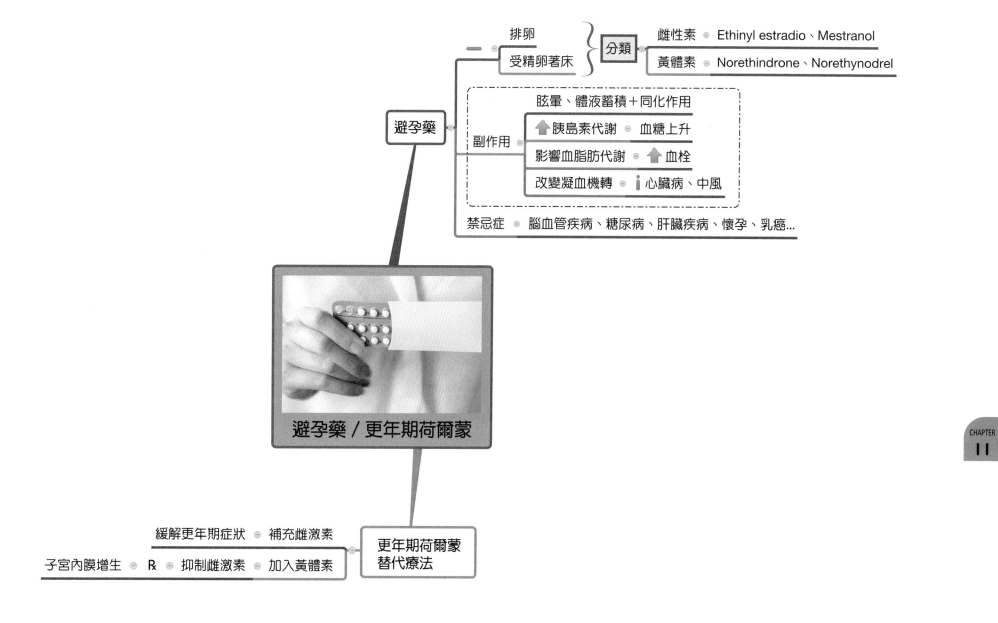

排卵

受精卵著床

分類

雌性素 ⊙ Ethinyl estradio、Mestranol

黃體素 ⊙ Norethindrone、Norethynodrel

避孕藥

副作用 ⊙

眩暈、體液蓄積＋同化作用

⬆胰島素代謝 ⊙ 血糖上升

影響血脂肪代謝 ⊙ ⬆血栓

改變凝血機轉 ⊙ ▮心臟病、中風

禁忌症 ⊙ 腦血管疾病、糖尿病、肝臟疾病、懷孕、乳癌...

避孕藥 / 更年期荷爾蒙

緩解更年期症狀 ⊙ 補充雌激素

子宮內膜增生 ⊙ Rx ⊙ 抑制雌激素 ⊙ 加入黃體素

更年期荷爾蒙
替代療法

課後複習

1. 下列藥物之敘述，何者錯誤？

   (A) thioamide 類藥物用於治療甲狀腺亢奮症

   (B) Propylthiouracil 防止 T_4 轉化成 T_3

   (C) 高濃度碘液會加劇甲狀腺亢奮症

   (D) Propranolol 可拮抗甲狀腺素過高而引起的心律不整

2. 下列臨床疾病中，何者不能使用生長激素 (growth hormone) 來治療？

   (A) 肢端肥大症 (acromegaly)

   (B) 短腸症 (short bowel syndrome)

   (C) 侏儒症

   (D) 慢性腎衰竭之兒童

3. 對於泌乳素 (prolactin) 的敘述，下列何者錯誤？

   (A) 由腦下垂體前葉分泌

   (B) 懷孕末期會刺激乳汁生成

   (C) 泌乳素分泌過量會抑制男性性功能及生育力

   (D) Dopamine 會促進 prolactin 分泌

4. 在成人因腹部手術造成短腸症 (short bowel syndrome)，可以使用哪種荷爾蒙來補充治療？

   (A) 甲狀腺素 　　　　　　　　　　(B) 生長激素

   (C) 腎上腺皮質激素 　　　　　　　(D) 泌乳素

5. 下列哪一種藥物不能抑制甲狀腺激素之生合成？

(A) Propylthiouracil

(B) Methimazole

(C) 高劑量碘化物

(D) Levothyroxine

6. 下列何者為治療甲狀腺風暴 (thyroid storm) 之首選藥物？

(A) Propranolol

(B) Levothyroxine

(C) Prostaglandin

(D) Hydrocortisone

7. 有關 gonadotropins 的敘述，下列何者錯誤？

(A) gonadotropins 是一種醣蛋白 (glycoprotein)

(B) hCG(human chorionic gonadotropins) 可以在尿液中偵測到

(C) gonadotropins 是由下視丘所分泌

(D) FSH 可用來治療不孕症

8. 下列何者為治療尿崩症的首選藥物？

(A) Desmopressin

(B) Oxytocin

(C) Octreotide

(D) Prolactin

9. 下列何者不是治療骨質疏鬆症的藥物？

(A) Betamethasone

(B) Calcitonin

(C) Bisphosphonates

(D) Teriparatide

10. 下列何者屬於腦下垂體後葉分泌的激素，可用於治療尿崩症？

(A) Vasopressin

(B) Corticotropin

(C) Gonadotropin

(D) Prolactin

CHAPTER
11

11. 下列何種藥物可用於治療肢端肥大症 (acromegaly)？

(A) Octreotide

(B) Somatropin

(C) Methimazole

(D) Leuprolide

12. Propranolol 治療甲狀腺亢奮引起之震顫及心悸，但病人有下列何種疾病時，不宜使用？

(A) 高血壓

(B) 心搏過速

(C) 氣喘

(D) 偏頭痛

13. 下列藥物中，何者不適用於治療生長激素分泌過多而產生的肢端肥大症？

(A) Octreotide

(B) Bromocriptine

(C) Corticotropin

(D) Pegvisomant

14. 關於甲狀腺機能亢進 (hyperthyroidism) 治療藥物 Propylthiouracil 之敘述，下列何者錯誤？

(A) 屬於 thionamides 類藥物，會抑制周邊 T_4 轉化成 T_3

(B) 可抑制甲狀腺素合成過程之碘化反應

(C) 對於已經儲存在腺體中的甲狀腺素仍有抑制的作用

(D) Methimazole 較 Propylthiouracil 的藥效長，且較有致畸胎之風險

15. 有關巨人症治療之敘述，下列何者錯誤？

(A) 以手術治療

(B) 以放射線治療

(C) 以 Somatrem IM 或 SC 給藥治療

(D) 以 Octreotide 治療

16. 下列何者為 Methimazole 的最嚴重副作用？

(A) 顆粒性白血球缺乏症

(B) 肺纖維化

(C) 腎結石

(D) 心悸

17. 糖皮質酮 (glucocorticoids) 和其 steroid receptor 結合，而影響細胞之基因表現，是屬於何種受體反應？

    (A) G protein-coupled receptor

    (B) enzyme-linked receptor

    (C) ligand-gated ion channel

    (D) intracellular receptor

18. 下列何者不是糖皮質類固醇的藥理作用？

    (A) 促進蛋白質合成

    (B) 增加白血球數目

    (C) 促進脂肪分解

    (D) 增進抗壓力的能力

19. 下列醛固酮 (aldosterone) 的拮抗劑中，何者可作為降血壓藥物，但不抑制睪丸酮 (testosterone) 之合成？

    (A) Spironolactone

    (B) Eplerenone

    (C) Drospirenone

    (D) Fludrocortisone

20. 關於 Corticosteroid 的臨床用途，下列何者錯誤？

    (A) 治療庫欣氏症候群 (Cushing's syndrome)

    (B) 治療類風濕性關節炎 (rheumatoid arthritis)

    (C) 預防器官移植所造成的排斥現象

    (D) 加速胎兒肺臟的成熟

21. 長期使用 Corticosteroid 的常見副作用中，下列何者錯誤？

    (A) 骨質疏鬆

    (B) 食慾減退

    (C) 傷口癒合困難

    (D) 血糖上升

CHAPTER

11

22. 關於 Corticosteroid 的臨床用途，下列何者錯誤？

    (A) 診斷庫欣氏症候群 (Cushing's syndrome)

    (B) 治療腎上腺皮質機能不全

    (C) 治療白內障

    (D) 緩解異位性皮膚炎

23. 關於礦物皮質類固醇 (Mineralocorticoid) 的生理及藥理作用，下列何者錯誤？

    (A) 促進鈉離子的再吸收
    (B) 促進氯離子的再吸收
    (C) 促進鉀離子的再吸收
    (D) 促進水的再吸收

24. 下列何者不是腎上腺皮質素之副作用？

    (A) 抑制生長發育
    (B) 肝毒性
    (C) 誘發並加重感染
    (D) 骨質疏鬆

25. 下列哪一種藥物抑制 ACTH 的分泌作用最強？

    (A) Fludrocortisone

    (B) Aldosterone

    (C) Betamethasone

    (D) Desoxycorticosterone

26. 下列何種藥物之鈉滯留 (salt retention) 的作用最強？

    (A) Betamethasone

    (B) Dexamethasone

    (C) Fludrocortisone

    (D) Triamcinolone

27. 類固醇不適用於下列哪種疾病的治療？

    (A) 消化性潰瘍 (peptic ulcer)

    (B) 潰瘍性結腸炎 (ulcerative colitis)

    (C) 氣喘 (asthma)

    (D) 愛迪生氏症 (Addison's disease)

CHAPTER
11

28. 下列哪一種藥物可治療腎上腺皮質機能不足及愛迪生氏症 (Addison's disease)？

(A) Fludrocortisone

(B) Betamethasone

(C) Triamcinolone

(D) Fluorometholone

29. 關於升糖激素 (glucagon) 的臨床作用之敘述，下列何者錯誤？

(A) 治療嚴重低血糖

(B) 作為 β 受體阻斷劑中毒之解毒劑

(C) 作為第二型糖尿病之診斷

(D) 作為腸道腫瘤之放射診斷

30. 若病人對胰島素出現阻抗現象，下列何種口服降血糖藥物最適用？

(A) Thiazolidinediones

(B) Repaglinide

(C) Sulfonylureas

(D) Nateglinide

31. 下列降血糖藥物，何者不會促進胰島素的分泌？

(A) Pioglitazone

(B) Tolbutamide

(C) Glyburide

(D) Glipizide

32. 新的口服降血糖藥物中，何者作用機轉是經由抑制血漿中 dipeptidyl peptidase IV (DPP-4) 來達成？

(A) Sitagliptin

(B) Acarbose

(C) Exenatide

(D) Metformin

33. 胰島素受體 (insulin receptor) 是屬於下列何種受體家族？

(A) 配體調控離子通道 (ligand-gated ion channels)

(B) G 蛋白偶合受體 (G-protein-coupled receptors)

(C) 酵素連結受體 (enzyme-linked receptors)

(D) 細胞內受體 (intracellular receptors)

CHAPTER
11

34. 若遇到低血糖而路倒的病人，當其送至急診室時應補充何種藥劑以緩解其低血糖危機？

(A) Metformin

(B) Pioglitazone

(C) Insulin

(D) Glucagon

35. 下列何種藥物作用不會增加體重？

(A) Glyburide

(B) Repaglinide

(C) Pioglitazone

(D) Metformin

36. 關於腸泌素類似物 (incretin minetics) 的敘述，下列何者錯誤？

(A) 增加 glucose-dependent insulin 的釋放

(B) 減少 glucagon 的釋放

(C) 減緩胃排空的速度

(D) 增加葡萄糖從尿液排除

37. 口服降血糖藥物首選雙胍 (biguanides) 類用藥，下列何者為最常見的副作用？

(A) 低血糖

(B) 腸胃不適

(C) 體重增加

(D) 心臟毒性

38. 治療糖尿病的用藥中，下列何者的主要作用是刺激胰臟 β 細胞釋放 insulin？

(A) Glyburide

(B) Metformin

(C) Acarbose

(D) Dapagliflozin

39. 有腎疾、酒精中毒或肝疾病之病人，服用下列何種抗糖尿病藥物易引發乳酸中毒 (lactic acidosis)？

(A) Troglitazone

(B) Miglitol

(C) Glipizide

(D) Metformin

40. Acarbose 的作用機轉為何？

(A) 促進胰島素的分泌

(B) 胰島素受體致效劑

(C) 抑制雙糖分解酵素 (α -glucosidase)

(D) 增加胰島素受體的敏感性

41. 下列何者不是磺脲類藥物 (sulfonylureas) 藥理作用？

(A) 促進胰島素分泌　　　　　　　　(B) 降低血糖

(C) 促進肝醣分解　　　　　　　　　(D) 飲酒會引起類 disulfiram 反應

42. 下列何種藥物可能引起乳酸血症？

(A) Metformin　　　　　　　　　　(B) Rosiglitazone

(C) Repaglinide　　　　　　　　　(D) Acarbose

43. 下列哪一種藥物之肝毒性最強？

(A) Rosiglitazone　　　　　　　　(B) Troglitazone

(C) Pioglitazone　　　　　　　　　(D) Testaglitazar

44. 下列何者不是男性過量使用 Androgen 產生的症狀？

(A) 男性性功能障礙 (impotence)

(B) 精蟲製造 (spermatogenesis) 增加

(C) 男性女乳症 (gynecomastia)

(D) 增強肌肉

45. 下列哪一種藥物無法抑制腎上腺皮質素的生合成？

(A) Mifepristone　　　　　　　　　(B) Metyrapone

(C) Ketoconazole　　　　　　　　(D) Aminoglutethimide

46.關於催產激素 oxytocin 的敘述，下列何者錯誤？

(A) 以鼻噴霧方式給予，可刺激乳汁分泌

(B) 以靜脈注射給藥，可刺激子宮收縮

(C) 屬於腦下垂體前葉分泌的激素

(D) 其抗利尿效果比血管加壓素 (vasopressin) 低

47. 有關停經後雌性激素替代治療 (postmenopausal estrogen replacement) 的敘述，下列何者錯誤？

(A) 增加熱潮紅 (hot flashes) 的發生率

(B) 減少骨質被再吸收，但對骨質形成沒有影響

(C) 減少睡眠障礙

(D) 改善泌尿生殖道的萎縮

48.動情素在臨床上用來治療攝護腺癌，是因為下列何種藥理作用？

(A) 可以增加腎素 (renin) 的分泌

(B) 可以和攝護腺癌細胞的動情素受體結合，而調控基因表現

(C) 具有拮抗雄性素的作用

(D) 可以經由腎臟代謝產生代謝物，而抑制攝護腺癌生長

49.下列何種藥物是男性口服避孕藥？

(A) Mifepristone (RU486)　　　　　　　(B) Gossypol

(C) Loestrin (Norethindrone)　　　　　(D) Premarin

50.下列何者被歸類為 selective estrogen-receptor modulator (SERM)，為 estrogen receptor-positive 乳癌之第一線用藥？

(A) Prednisone　　　　　　　　　　　(B) Tamoxifen

(C) 5-FU　　　　　　　　　　　　　(D) Palcitaxel

51. 預防習慣性流產可用下列何種藥物？

(A) Androgen

(B) Progesterone

(C) Glucocorticoid

(D) RU486

52. 下列何者不具促進排卵之作用？

(A) Clomiphene

(B) Bromocriptine

(C) Mifepristone (RU486)

(D) Menotropin (HMG)

53. 有關 Estraderm TTS 釋出型貼片之敘述，下列何者正確？

(A) 可用來墮胎

(B) 可用來治療停經症狀

(C) 肝臟代謝副作用大

(D) 可治療轉移肺癌

54. 預防停經後婦女的骨質流失，下列何種藥物不宜使用？

(A) Raloxifene

(B) Estrogen

(C) Progesterone

(D) Calcitonin

55. 有關 Tamoxifen 的敘述，下列何者錯誤？

(A) 可與 estrogen 受體結合

(B) 是口服藥物

(C) 不會引起子宮癌

(D) 是在肝臟代謝

56. 下列何者不是口服避孕藥的嚴重副作用？

(A) 高血壓

(B) 肝臟受損

(C) 血栓栓塞

(D) 血糖過低

57. 有關 Progesterone 的敘述，下列何者正確？

(A) 是排卵前的卵巢濾泡所分泌的

(B) 分泌是受到 TSH 的調控

(C) 在受孕後可以增厚子宮壁及減少子宮收縮

(D) 是男性避孕藥的主要成分之一

58. 下列何種藥物具有促進子宮收縮，幫助生產的作用？

(A) TRH

(B) FSH

(C) oxytocin

(D) TSH

解答：

1.C	2.A	3.D	4.B	5.D	6.A	7.C	8.A	9.A	10.A	11.A	12.C	13.C	14.C	15.C	16.A	17.D	18.B	19.B	20.A
21.B	22.C	23.C	24.B	25.C	26.C	27.A	28.A	29.C	30.A	31.A	32.A	33.C	34.D	35.D	36.D	37.B	38.A	39.D	40.C
41.C	42.A	43.B	44.B	45.A	46.C	47.A	48.C	49.B	50.B	51.B	52.C	53.B	54.C	55.C	56.D	57.C	58.C		

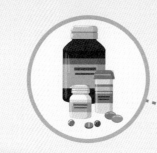
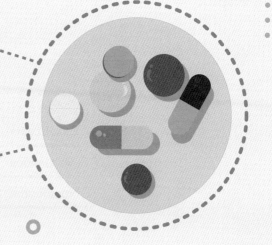

CHAPTER **12**

抗感染藥物（一）：
抗菌藥物

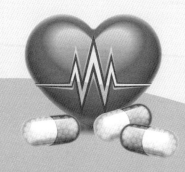

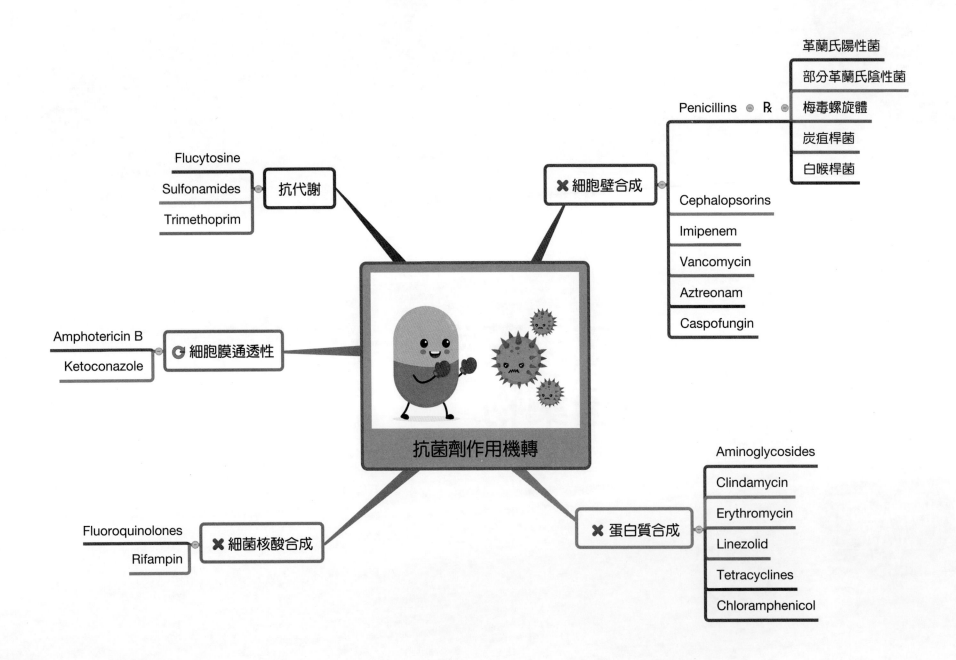

革蘭氏陽性菌

部分革蘭氏陰性菌

Penicillins ℞ 梅毒螺旋體

炭疽桿菌

白喉桿菌

Flucytosine

Sulfonamides 抗代謝 ✖ 細胞壁合成

Trimethoprim

Cephalopsorins

Imipenem

Vancomycin

Aztreonam

Caspofungin

Amphotericin B 細胞膜通透性

Ketoconazole

抗菌劑作用機轉

Aminoglycosides

Clindamycin

Erythromycin

✖ 蛋白質合成

Linezolid

Fluoroquinolones ✖ 細菌核酸合成 Tetracyclines

Rifampin

Chloramphenicol

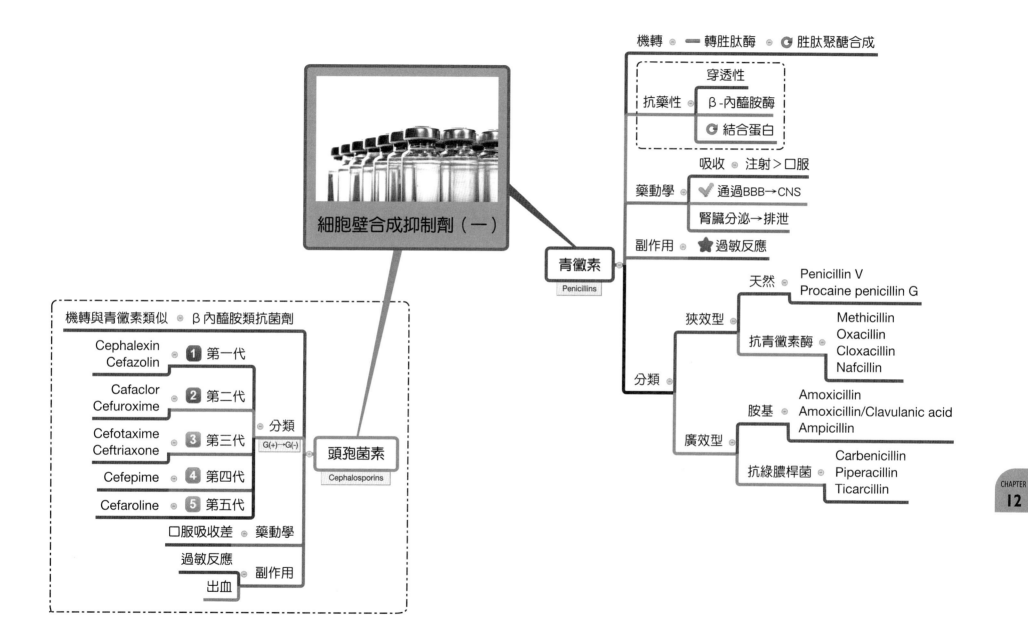

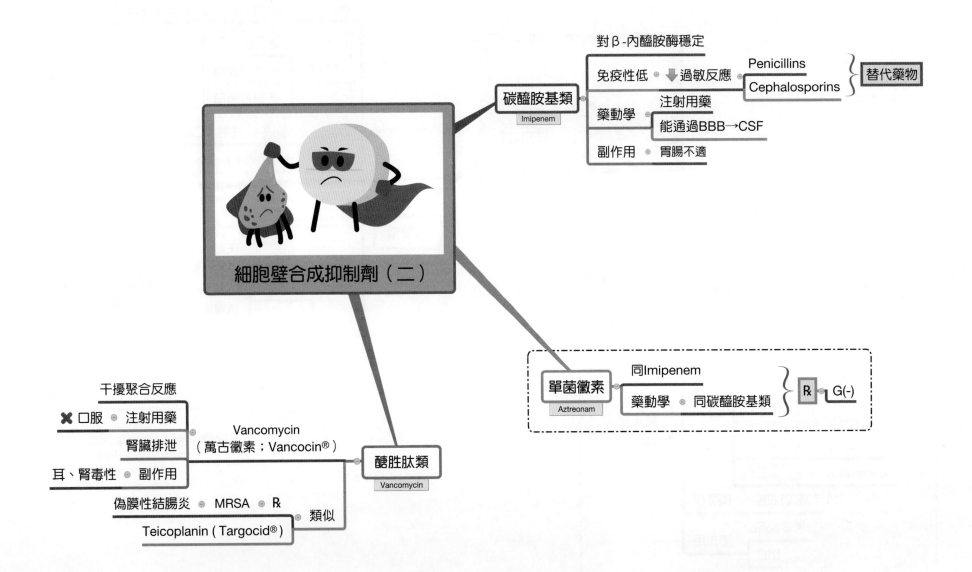

對β-內醯胺酶穩定

免疫性低 ● ⬇ 過敏反應 ● Penicillins
Cephalosporins } 替代藥物

碳醯胺基類
Imipenem

藥動學 ── 注射用藥
能通過BBB→CSF

副作用 ● 胃腸不適

細胞壁合成抑制劑（二）

干擾聚合反應

✖ 口服 ● 注射用藥
腎臟排泄

Vancomycin
（萬古黴素；Vancocin®）

耳、腎毒性 ● 副作用

醣胜肽類
Vancomycin

偽膜性結腸炎 ● MRSA ● ℞ ● 類似

Teicoplanin（Targocid®）

單菌黴素
Aztreonam

同Imipenem

藥動學 ● 同碳醯胺基類 } ℞ ● G(-)

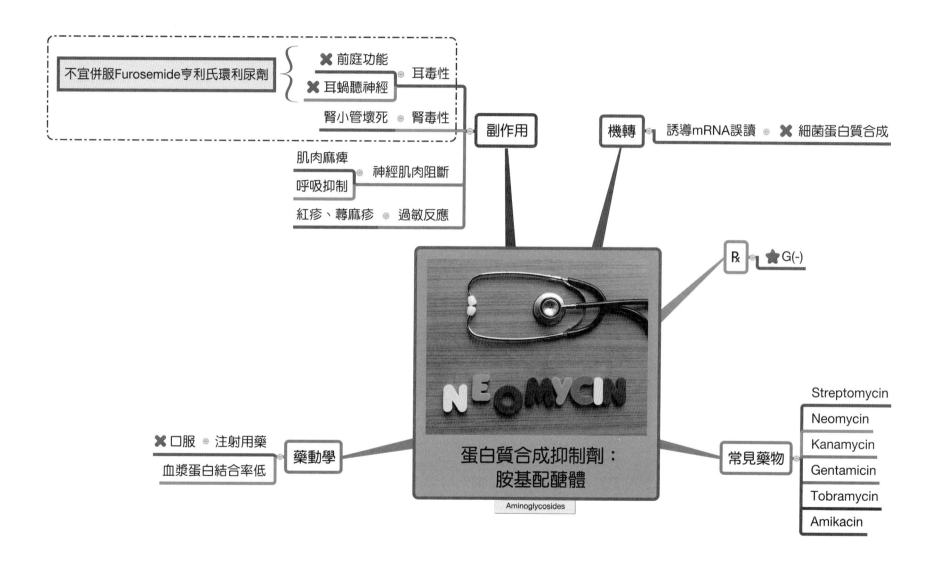

不宜併服Furosemide亨利氏環利尿劑

✖ 前庭功能
✖ 耳蝸聽神經 — 耳毒性
腎小管壞死 ⊙ 腎毒性 — 副作用

機轉 — 誘導mRNA誤讀 ⊙ ✖ 細菌蛋白質合成

肌肉麻痺
呼吸抑制 — 神經肌肉阻斷
紅疹、蕁麻疹 ⊙ 過敏反應

R ⊙ ★G(-)

蛋白質合成抑制劑：
胺基配醣體
Aminoglycosides

✖ 口服 ⊙ 注射用藥
血漿蛋白結合率低 — 藥動學

常見藥物
Streptomycin
Neomycin
Kanamycin
Gentamicin
Tobramycin
Amikacin

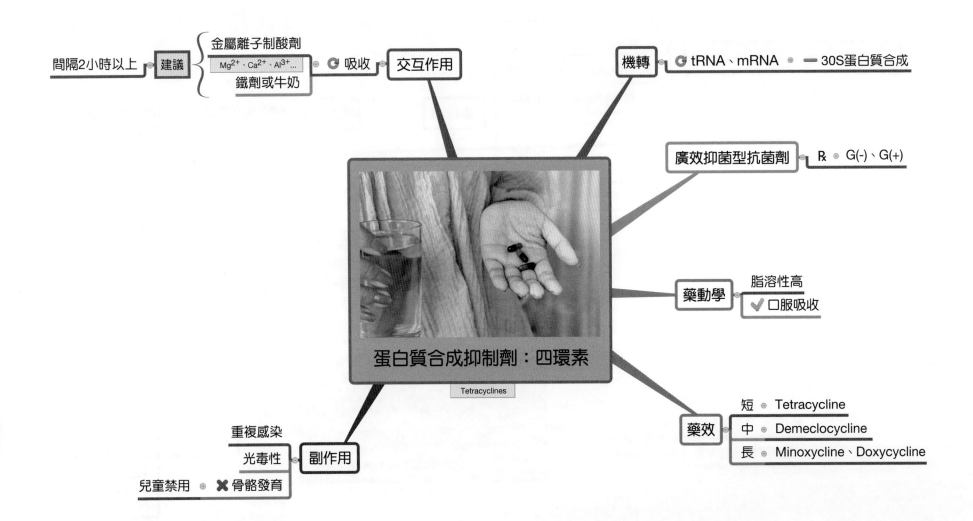

間隔2小時以上 ━ 建議 ┥ 金屬離子制酸劑
Mg^{2+}、Ca^{2+}、Al^{3+}... ┝ ↻ 吸收 ━ 交互作用

鐵劑或牛奶

機轉 ↻ tRNA、mRNA ━ 30S蛋白質合成

廣效抑菌型抗菌劑 R G(-)、G(+)

藥動學 ━ 脂溶性高
✔ 口服吸收

蛋白質合成抑制劑：四環素

Tetracyclines

藥效 ┥ 短 Tetracycline
中 Demeclocycline
長 Minoxycline、Doxycycline

重複感染
光毒性 ━ 副作用
兒童禁用 ✖ 骨骼發育

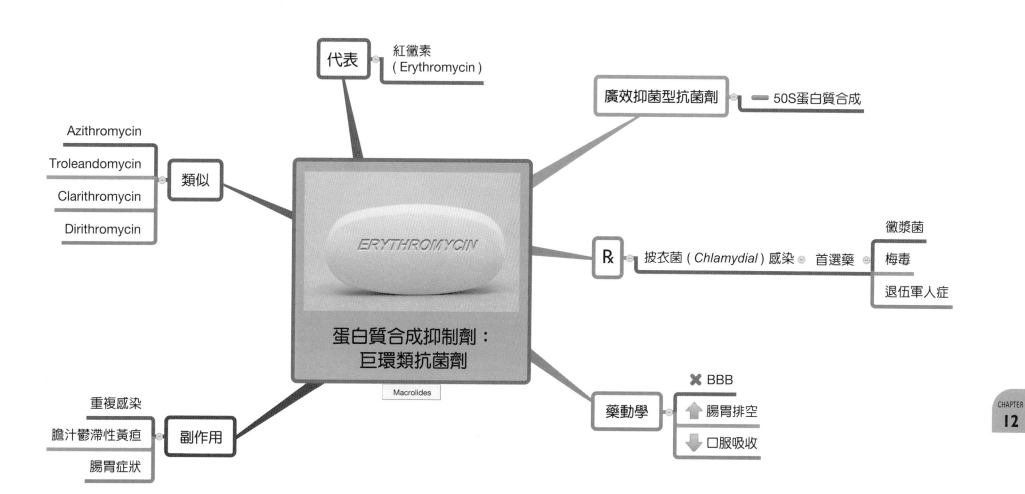

代表 —— 紅黴素（Erythromycin）

廣效抑菌型抗菌劑 —— 50S蛋白質合成

Azithromycin
Troleandomycin
Clarithromycin
Dirithromycin
—— 類似

ERYTHROMYCIN

蛋白質合成抑制劑：
巨環類抗菌劑

Macrolides

Rx —— 披衣菌（*Chlamydial*）感染 首選藥 —— 黴漿菌 / 梅毒 / 退伍軍人症

藥動學 —— ✖ BBB / ⬆ 腸胃排空 / ⬇ 口服吸收

重複感染
膽汁鬱滯性黃疸
腸胃症狀
—— 副作用

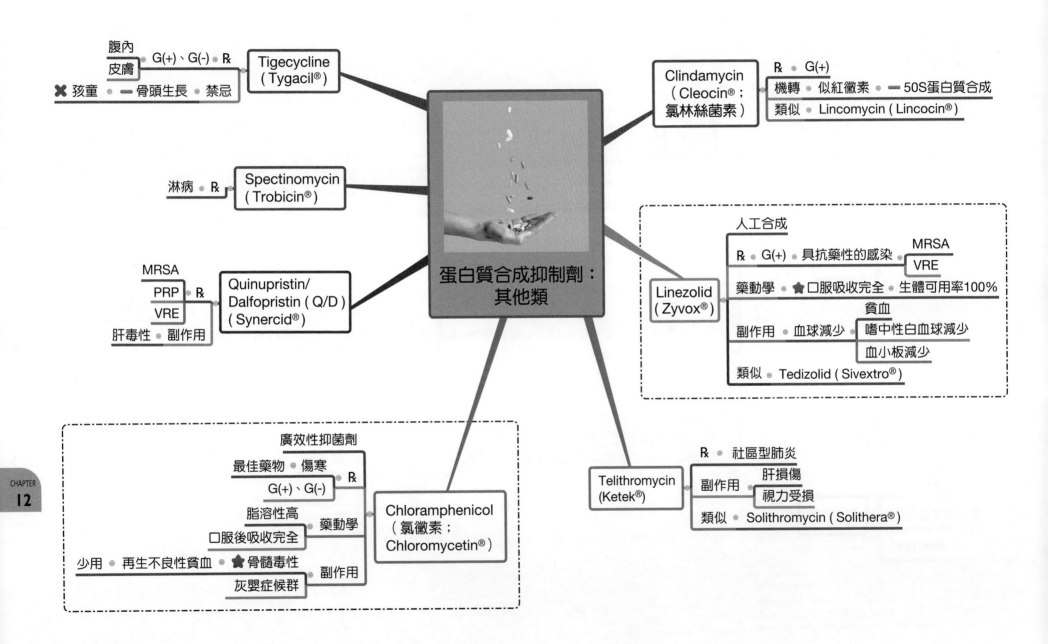

腹內
皮膚 ─ G(+)、G(-) ● ℞

✖ 孩童 ● ─ 骨頭生長 ● 禁忌

Tigecycline
(Tygacil®)

Clindamycin
(Cleocin®；
氯林絲菌素)

℞ ● G(+)

機轉 ● 似紅黴素 ● ─ 50S蛋白質合成

類似 ● Lincomycin (Lincocin®)

淋病 ● ℞

Spectinomycin
(Trobicin®)

蛋白質合成抑制劑：
其他類

人工合成

℞ ● G(+) ● 具抗藥性的感染

MRSA
VRE

藥動學 ● ★ 口服吸收完全 ● 生體可用率100%

Linezolid
(Zyvox®)

貧血

副作用 ● 血球減少 ─ 嗜中性白血球減少

血小板減少

類似 ● Tedizolid (Sivextro®)

MRSA

PRP ● ℞

VRE

肝毒性 ● 副作用

Quinupristin/
Dalfopristin (Q/D)
(Synercid®)

廣效性抑菌劑

最佳藥物 ● 傷寒

G(+)、G(-)

● ℞

脂溶性高

口服後吸收完全 ● 藥動學

少用 ● 再生不良性貧血 ● ★ 骨髓毒性

灰嬰症候群

● 副作用

Chloramphenicol
(氯黴素；
Chloromycetin®)

℞ ● 社區型肺炎

肝損傷

副作用

視力受損

Telithromycin
(Ketek®)

類似 ● Solithromycin (Solithera®)

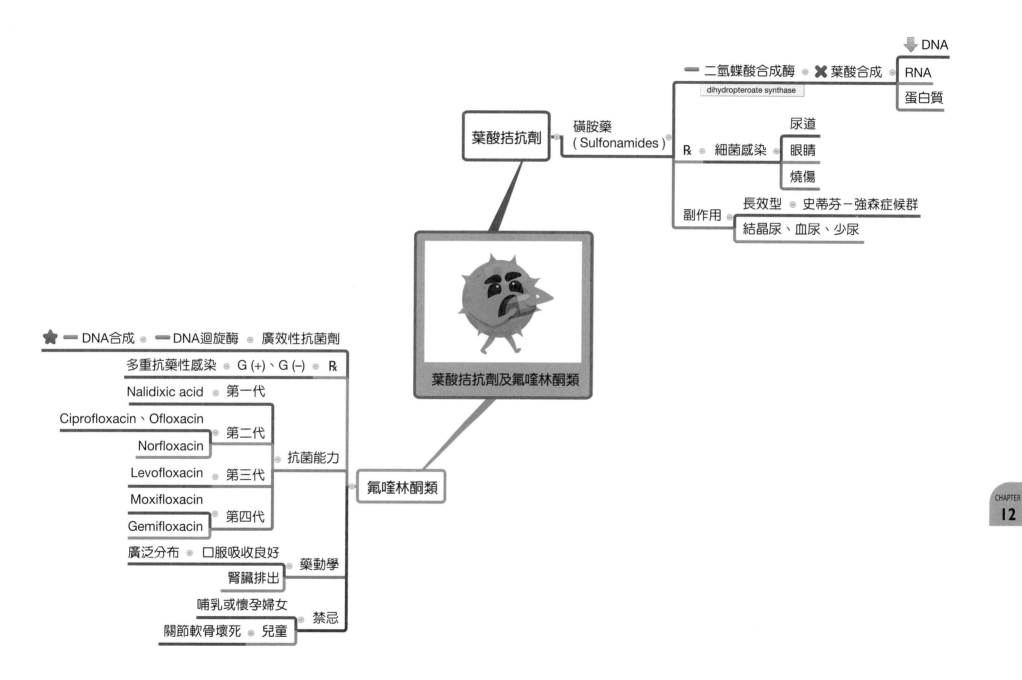

二氫蝶酸合成酶
dihydropteroate synthase

✖ 葉酸合成

⬇ DNA
RNA
蛋白質

葉酸拮抗劑

磺胺藥
（Sulfonamides）

℞ ◦ 細菌感染

尿道
眼睛
燒傷

副作用

長效型 ◦ 史蒂芬－強森症候群
結晶尿、血尿、少尿

葉酸拮抗劑及氟喹林酮類

★ ─ DNA合成 ◦ ─ DNA迴旋酶 ◦ 廣效性抗菌劑

多重抗藥性感染 ◦ G (+)、G (−) ◦ ℞

Nalidixic acid ◦ 第一代

Ciprofloxacin、Ofloxacin
Norfloxacin ◦ 第二代

Levofloxacin ◦ 第三代

Moxifloxacin
Gemifloxacin ◦ 第四代

抗菌能力

廣泛分布 ◦ 口服吸收良好
腎臟排出

藥動學

哺乳或懷孕婦女
關節軟骨壞死 ◦ 兒童

禁忌

氟喹林酮類

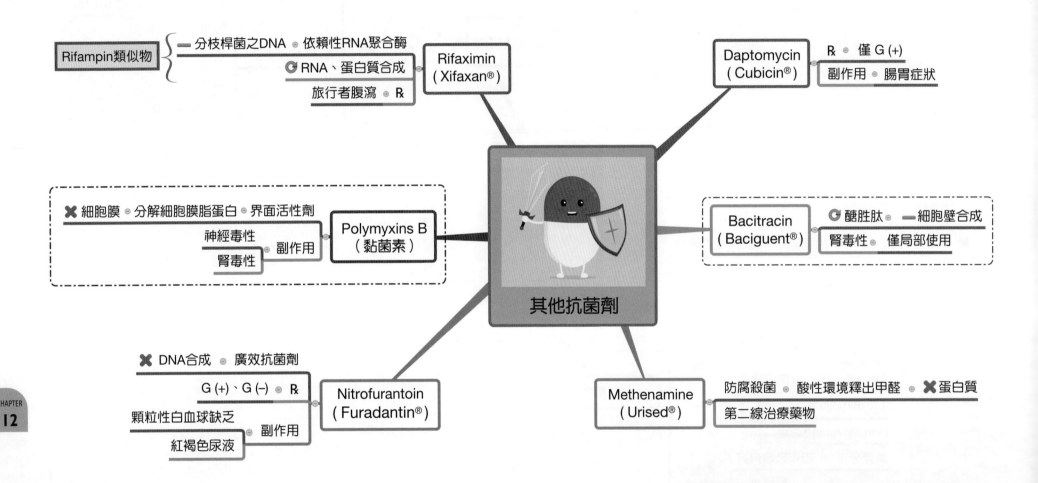

Rifampin類似物

— 分枝桿菌之DNA ◎ 依賴性RNA聚合酶
◎ RNA、蛋白質合成
旅行者腹瀉 ◎ ℞

Rifaximin
(Xifaxan®)

Daptomycin
(Cubicin®)

℞ ◎ 僅 G (+)
副作用 ◎ 腸胃症狀

✘ 細胞膜 ◎ 分解細胞膜脂蛋白 ◎ 界面活性劑
神經毒性
腎毒性 ◎ 副作用

Polymyxins B
(黏菌素)

其他抗菌劑

Bacitracin
(Baciguent®)

◎ 醣胜肽 ◎ — 細胞壁合成
腎毒性 ◎ 僅局部使用

✘ DNA合成 ◎ 廣效抗菌劑
G (+)、G (−) ◎ ℞
顆粒性白血球缺乏
紅褐色尿液 ◎ 副作用

Nitrofurantoin
(Furadantin®)

Methenamine
(Urised®)

防腐殺菌 ◎ 酸性環境釋出甲醛 ◎ ✘ 蛋白質
第二線治療藥物

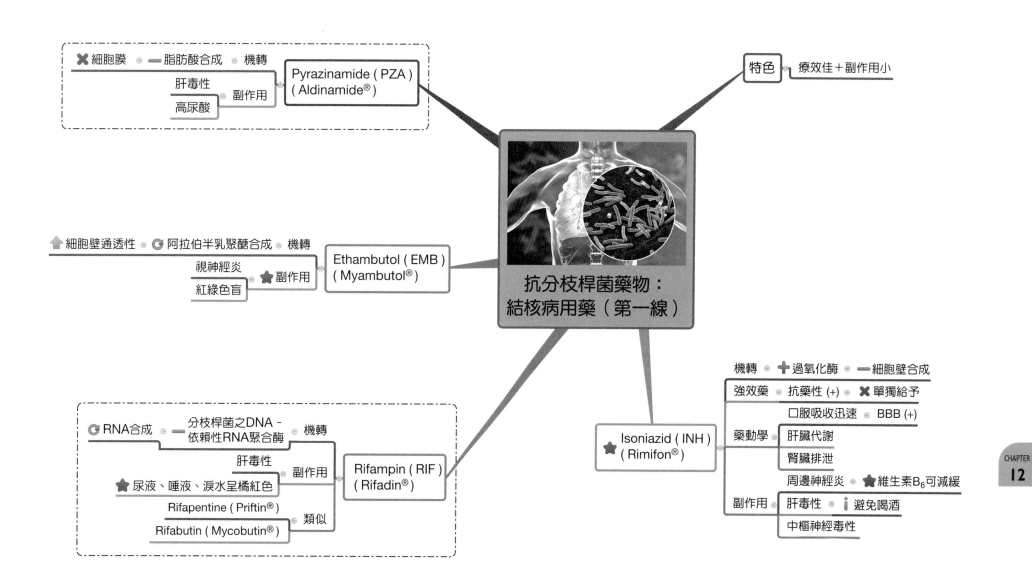

抗分枝桿菌藥物：
結核病用藥（第一線）

Pyrazinamide（PZA）（Aldinamide®）
- 機轉 ◎ ✖ 細胞膜 ◎ ━ 脂肪酸合成
- 副作用 ◎ 肝毒性 / 高尿酸

特色 ┤ 療效佳＋副作用小

Ethambutol（EMB）（Myambutol®）
- 機轉 ◎ ⬆ 細胞壁通透性 ◎ ↻ 阿拉伯半乳聚醣合成
- ★ 副作用 ◎ 視神經炎 / 紅綠色盲

Rifampin（RIF）（Rifadin®）
- 機轉 ◎ ↻ RNA合成 ◎ ━ 分枝桿菌之DNA-依賴性RNA聚合酶
- 副作用 ◎ 肝毒性 / ★ 尿液、唾液、淚水呈橘紅色
- 類似 ◎ Rifapentine（Priftin®）/ Rifabutin（Mycobutin®）

Isoniazid（INH）（Rimifon®） ★
- 機轉 ◎ ➕ 過氧化酶 ◎ ━ 細胞壁合成
- 強效藥 ◎ 抗藥性 (+) ◎ ✖ 單獨給予
- 藥動學 ┤ 口服吸收迅速 ◎ BBB (+) / 肝臟代謝 / 腎臟排泄
- 副作用 ┤ 周邊神經炎 ◎ ★ 維生素B₆可減緩 / 肝毒性 ◎ ℹ 避免喝酒 / 中樞神經毒性

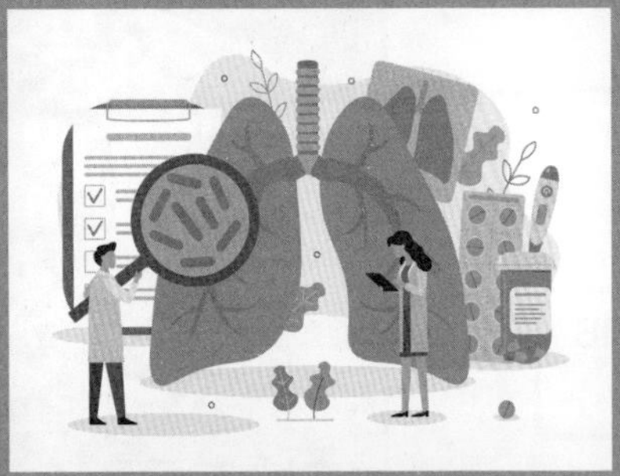

特色 ● 藥效弱＋副作用大

✖ 細胞壁合成

Cycloserine（Seromycin®）

中樞神經毒性
　　　　　　　● 副作用
惡化癲癇

氟喹林酮類（Fluoroquinolones） ● Moxifloxacin

Levofloxacin

✖ 壁酸合成 Ethionamide（Trecator®）

抗分枝桿菌藥物：
結核病用藥（第二線）

Capreomycin 胜肽抗菌劑 ● ✖ 蛋白質合成
副作用 ● 耳、腎毒性

✖ 葉酸合成

胃腸不適
　　　　　　● 副作用 p-Aminosalicyclic acid（PAS）
肝炎

Kanamycin（Kantrex®）

胺基配醣體 ● ✖ 蛋白質合成
　　　類似 Amikacin（Amikin®）
副作用 ● 腎、耳毒性

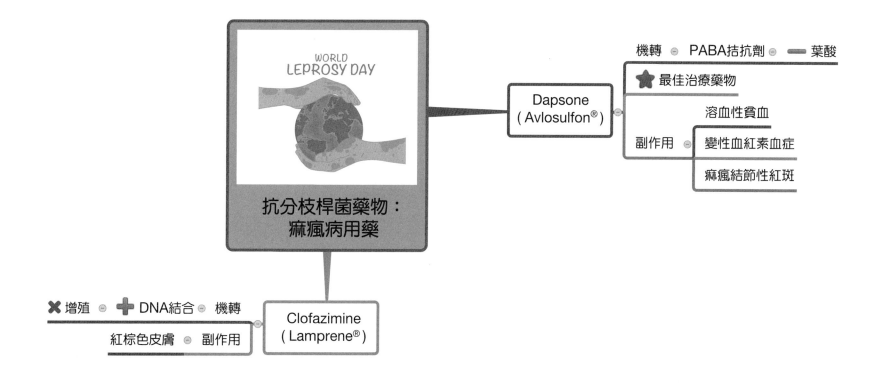

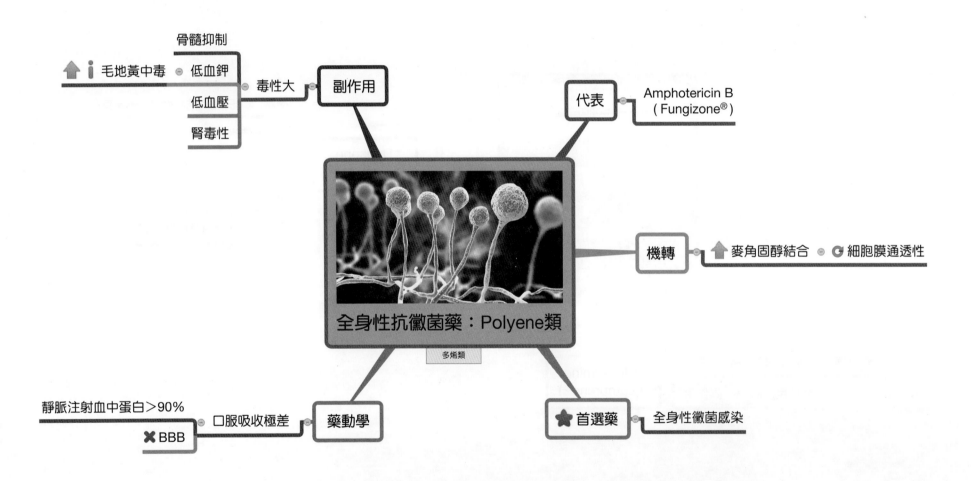

骨髓抑制

⬆ ℹ 毛地黃中毒 ⊝ 低血鉀

低血壓 ⊝ 毒性大

腎毒性

副作用

代表 ── Amphotericin B （Fungizone®）

機轉 ⊝ ⬆麥角固醇結合 ⊝ ↻細胞膜通透性

全身性抗黴菌藥：Polyene類

多烯類

靜脈注射血中蛋白＞90%

✖ BBB ⊝ 口服吸收極差

藥動學

★首選藥 ⊝ 全身性黴菌感染

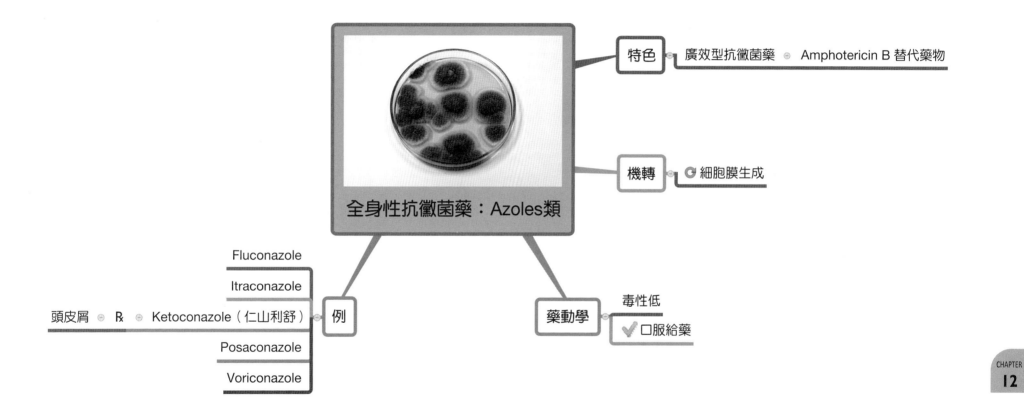

特色 ── 廣效型抗黴菌藥 ⊖ Amphotericin B 替代藥物

機轉 ── 細胞膜生成

全身性抗黴菌藥：Azoles類

Fluconazole
Itraconazole
頭皮屑 ⊖ ℞ ⊖ Ketoconazole（仁山利舒） ── 例
Posaconazole
Voriconazole

藥動學 ── 毒性低
✔口服給藥

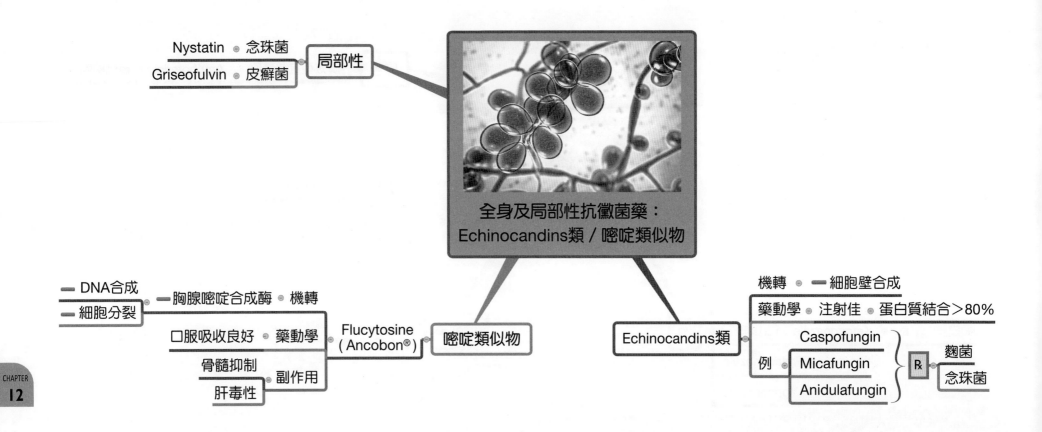

Nystatin ● 念珠菌

Griseofulvin ● 皮癬菌

局部性

全身及局部性抗黴菌藥：
Echinocandins類 / 嘧啶類似物

── DNA合成

── 細胞分裂

── 胸腺嘧啶合成酶 ● 機轉

口服吸收良好 ● 藥動學

骨髓抑制

肝毒性
● 副作用

Flucytosine
（Ancobon®）

嘧啶類似物

Echinocandins類

機轉 ● ── 細胞壁合成

藥動學 ● 注射佳 ● 蛋白質結合＞80%

Caspofungin

例 ●
Micafungin

Anidulafungin

Ŗ

麴菌

念珠菌

課後複習

1. 有關抗生素 Vancomycin 之敘述，下列何者錯誤？

   (A) 主要治療 G(+) 菌造成之感染

   (B) 抗菌機轉為抑制細菌細胞壁的生成

   (C) 口服無法吸收

   (D) 用於對 Methicillin 產生抗藥性之金黃色葡萄球菌感染時效果差

2. 下列何種抗生素可有效抑制細菌的 DNA gyrase 而達到殺菌作用？

   (A) Ciprofloxacin   (B) Isoniazid

   (C) Oxacillin   (D) Clarithromycin

3. 下列何種 fluoroquinolones 類抗生素對於綠膿桿菌的抑菌作用最強？

   (A) Ciprofloxacin   (B) Moxifloxacin

   (C) Trovafloxacin   (D) Norfloxacin

4. 有關 aminoglycosides 類抗生素之敘述，下列何者正確？

   (A) 口服吸收效果佳

   (B) 主要由肝臟代謝而失去藥效

   (C) 是治療革蘭氏陽性菌感染之首選藥物

   (D) 和利尿劑 Furosemide 合併使用，易產生耳毒性之副作用

5. 下列何者易造成 *Clostridium difficile* 感染，而引起嚴重的結腸炎？

   (A) Vancomycin   (B) Ampicillin

   (C) Clindamycin   (D) Gentamicin

CHAPTER
12

6. 有關抗生素 Vancomycin 之敘述，下列何者正確？

   (A) 主要治療 G(-) 菌造成之感染

   (B) 主要的抗菌機轉為抑制細菌核糖體的功能

   (C) 口服吸收效果佳

   (D) 和 Aminoglycosides 併用時可增強殺菌作用但易造成腎毒性

7. 下列 aminoglycosides 類抗生素中，何者因腎毒性太大，僅適合表面塗抹治療皮膚感染，或是口服後殺死腸道內細菌做為腸道手術前準備用藥？

   (A) Streptomycin   (B) Neomycin

   (C) Amikacin   (D) Tobramycin

8. 下列何種抗生素可抑制癌細胞增生而具抗癌作用？

   (A) Methicillin   (B) Doxorubicin

   (C) Streptomycin   (D) Ciprofloxacin

9. 有關 Cephalosporins 的用途，下列何者錯誤？

   (A) Cefazolin（第一代）半衰期長，可以用在一些外科手術預防術後感染

   (B) Cefoxitin（第二代）對厭氧菌 *Bacteroides fragilis* 效果很好

   (C) Ceftazidime（第三代）可以用在 *Pseudomonas aeruginosa* 的感染

   (D) Cephalosporin（第三代）對革蘭氏陰性球菌作用比第一代弱

10. 下列何種抗生素主要由肝臟代謝，肝臟功能異常的病人不宜使用？

   (A) Gentamicin   (B) Ciprofloxacin

   (C) Amoxicillin   (D) Erythromycin

11. 下列藥物何者會增加胺醣類抗生素（如 Gentamicin）的耳毒性？

(A) Acetazolamide

(B) Spironolactone

(C) Furosemide

(D) Triamterene

12. 抗生素 Gentamicin 和 cefazolin 合併使用時可產生抗菌協同作用 (synergism)，原因為何？

(A) Gentamicin 可以使 Cefazolin 不被細菌的 β-lactamase 破壞

(B) Gentamicin 可以使 Cefazolin 進入細菌體內的濃度增加

(C) Cefazolin 可以使 Gentamicin 容易進入細菌體內產生藥效

(D) Cefazolin 可以減少 Gentamicin 由腎臟排出

13. 肝臟功能異常的病人使用下列何種抗生素時，因為無法有效代謝此藥物，可能導致藥物血中濃度上升而產生毒性？

(A) Gentamicin

(B) Ciprofloxacin

(C) Amoxicillin

(D) Erythromycin

14. 下列青黴素類 (penicillins) 抗生素中，何者因為不易被葡萄球菌產生之 penicillinase 破壞，所以主要用於治療葡萄球菌造成之感染？

(A) Ampicillin

(B) Carbenicillin

(C) Cloxacillin

(D) Penicillin G

15. 下列何者是抗生素 Quinolones 藥物的作用機轉？

(A) 抑制細胞壁生合成

(B) 抑制蛋白質生合成

(C) 抑制葉酸生合成

(D) 抑制 DNA gyrase 作用

16. 有關藥物併用的敘述，下列何者錯誤？

(A) Aminoglycosides 與 loop diuretics 併用時，會增加病人聽覺損傷的機率

(B) 抗生素與口服避孕藥一起使用時，可能降低避孕藥的避孕效果

CHAPTER
12

(C) Penicillins 與 Aminoglycosides 併用具有協同作用 (synergistic effect)

(D) 臨床上常併用 Amoxicillin 與 Carbapenem，以避免 Amoxicillin 被 β-lactamase 分解

17. 有關抗生素 Amoxicillin 之敘述，下列何者錯誤？

(A) 屬於 β-lactam 結構，具殺死細菌 (bactericidal) 效果

(B) 禁止與 β-lactamase 抑制劑 (clavulanate) 併用

(C) 常見的副作用為腹瀉

(D) 干擾細菌細胞壁生合成

18. 口服四環素類 (tetracyclines) 治療感染時，最不適宜採用下列何種方式？

(A) 以開水服用 　　　　　　　　　　　　(B) 以茶水服用

(C) 以牛奶服用 　　　　　　　　　　　　(D) 以果汁服用

19. 腎臟功能不良的高齡病人，若以 Vancomycin 治療其嚴重感染症，要特別注意下列何種副作用？

(A) 耳毒性 　　　　　　　　　　　　　　(B) 癲癇

(C) 腹瀉 　　　　　　　　　　　　　　　(D) 白內障

20. 下列抗生素中，何者不會作用在細菌的核糖體上？

(A) Vancomycin 　　　　　　　　　　　　(B) Gentamicin

(C) Erythromycin 　　　　　　　　　　　(D) Clindamycin

21. 一名病人因肺炎感染而住院，菌種分離偵測到 Methicillin 抗藥性的金黃色葡萄球菌，下列何者不適於治療此病人？

(A) Daptomycin

(B) Quinupristin / Dalfopristin

(C) Teicoplanin

(D) Telavancin

22. 下列何者與口服避孕藥合用，容易導致避孕效果不佳？

(A) Cimetidine

(B) Allopurinol

(C) Rifampin

(D) Ketoconazole

23. 抑制細菌生合成葉酸 (folic acid) 是下列何種抗菌藥的作用原理？

(A) 紅黴素

(B) 氯黴素

(C) 磺胺藥

(D) 頭孢菌素

24. 何種結核病用藥可用來預防孩童受到嗜血桿菌 (*Haemophilus influenzae*) 的感染？

(A) Isoniazid

(B) Ethambutol

(C) Rifampin

(D) Pyrazinamide

25. Rifampin 抗生素的作用機轉是？

(A) 抑制 transpeptidase

(B) 抑制 DNA gyrase

(C) 抑制 DNA-dependent RNA polymerase

(D) 抑制 dihydropteroate synthase

26. 會導致病人尿液呈現橘色的抗生素是？

(A) Isoniazid

(B) Vancomycin

(C) Rifampin

(D) Erythromycin

27. 臨床上使用維生素 B_6 來緩解下列何種藥物的副作用？

(A) Rifampin

(B) Chloramphcnicol

(C) Isoniazid

(D) Amphotericin B

CHAPTER
12

28. 抗結核病藥物 Isoniazid (INH) 之作用機轉為何？

    (A) 與細菌核糖體 30S 次單位結合

    (B) 與細菌核糖體 50S 次單位結合

    (C) 抑制細胞壁主成分 mycolic acid 之合成

    (D) 抑制細菌之 DNA 迴旋酵素 (gyrase)

29. 下列對 Rifampin 敘述，何者錯誤？

    (A) 抑制 DNA 轉錄　　　　　　　　　　(B) 用於肺結核治療

    (C) 服用此藥病人尿液呈紅色　　　　　　(D) 造成視神經炎

30. 何者可抑制結核桿菌細胞壁 mycolic acid 的合成？

    (A) Aminosalicylic acid

    (B) Streptomycin

    (C) Isoniazid

    (D) Rifampin

31. 長期服用肺結核治療用藥 Isoniazid 易產生周邊神經炎的問題，補充下列何者可以將其改善？

    (A) 葉酸　　　　　　　　　　　　　　　(B) 維生素 D

    (C) 維生素 B_6　　　　　　　　　　　　(D) 鐵劑

32. 治療肺結核之第一線用藥中，下列何者最易誘導肝臟 cytochrome P-450 酵素明顯增加，增強肝臟代謝其他藥物的能力？

    (A) Ethambutol　　　　　　　　　　　　(B) Streptomycin

    (C) Isoniazid　　　　　　　　　　　　　(D) Rifampin

33. 有關結核菌的治療用藥，下列敘述何者錯誤？

    (A) Isoniazide、Streptomycin 與 Para-aminosalicylic acid 合併治療可減少抗藥性

    (B) Rifampin 會造成尿液、唾液呈現橘紅色，易誤認為出血

(C) Streptomycin 耳、腎有毒性

(D) Ethambutol 主要之副作用是會引起肝炎

34. 下列哪一個藥物不是用於治療肺結核？

(A) Isoniazid

(B) Ethambutol

(C) Rifampin

(D) Penicillin G

35. 下列何者可用於治療結核分枝桿菌感染，而且病人會產生橘紅尿的現象？

(A) Erythromycin

(B) Rifampin

(C) Isoniazid

(D) Vancomycin

36. Isoniazid 所引起的周邊神經病變，可給予下列何種維生素預防？

(A) 維生素 B_2

(B) 維生素 B_6

(C) 維生素 B_{12}

(D) 維生素 C

37. 有關治療肺結核藥物 Isoniazid 的藥理作用相關敘述，下列何者錯誤？

(A) 干擾分枝桿菌蛋白質生合成

(B) 可能的副作用為肝毒性與周邊神經病變

(C) 主要藉由肝臟代謝

(D) 為第一線肺結核治療的四藥策略之一 (four-drug regimen)

38. 服用下列何種藥物，須注意病人的視力是否有異常？

(A) Ethambutol

(B) Gentamicin

(C) Itraconazole

(D) Vancomycin

39. 使用下列何種藥物，最易導致潛在結核病 (latent tuberculosis) 復發？

(A) Infliximab

(B) Rituximab

(C) Tocilizumab

(D) Leflunomide

40. 下列哪一個藥物最常用於治療痲瘋病？

(A) Dapsone
(B) Cephalexin
(C) Tetracycline
(D) Gentamicin

41. 可以口服，並取代 Amphotericin B 治療深部器官黴菌感染的藥物是？

(A) Nystatin
(B) Flucytosine
(C) Fluconazole
(D) Griseofulvin

42. 下列何種藥物是治療黴菌感染用藥？

(A) Fluconazole
(B) Nalidixic acid
(C) Acyclovir
(D) Streptomycin

43. 何種藥物有 disulfiram-like effect，使用時應避免攝食含有酒精之飲料或食物？

(A) Metronidazole
(B) Ketoconazole
(C) Ciprofloxacin
(D) Imipenem

44. 下列何種藥物不是黴菌感染治療用藥？

(A) Ketoconazole
(B) Griseofulvin
(C) Amphotericin B
(D) Netilmicin

45. 下列何種抗組織胺藥物與 Ketoconazole 合用易引起嚴重心律不整？

(A) Chlorpheniramine
(B) Cyproheptadine
(C) Terfenadine
(D) Cyclizine

46. Nystatin 抑制白色念珠菌生長的機轉是？

(A) 抑制蛋白質生合成
(B) 抑制細胞壁生合成
(C) 抑制核酸的生合成
(D) 改變細胞膜的通透性

47. 下列藥物何者口服不吸收，而且主要用在治療念珠菌感染？

(A) Nystatin

(B) Terbinafine

(C) Ketoconazole

(D) Griseofulvin

48. 市面上販售的「仁山利舒」洗髮精中，含有何種成分可以用來治療頭皮屑？

(A) Amphotericin B

(B) Ketoconazole

(C) Griseofulvin

(D) Nystatin

49. 有關抗黴菌藥物 Flucytosine 之敘述中，何者錯誤？

(A) 改變黴菌細胞膜之通透性

(B) 常與 Amphotericin B 併用

(C) 在黴菌細胞內代謝成 5-fluorouracil

(D) 對念珠菌有效

50. 有關抗黴菌劑之敘述，下列何者正確？

(A) Amphotericin B 抑制黴菌細胞膜麥角固醇之合成

(B) Flucytosine 常與 Amphotericin B 併用

(C) Itraconazole 與食物併服會抑制吸收

(D) Terbinafine 與黴菌細胞膜麥角固醇結合而增加細胞膜通透性

51. 抗黴菌藥物 Amphotericin B 常與下列何藥併用對念珠菌感染具有好療效？

(A) Flucytosine

(B) Griseofulvin

(C) Nystatin

(D) Tolnaftate

52. 下列何藥用於治療陰道滴蟲引起之陰道炎？

(A) Miconazole

(B) Mebendazole

(C) Metronidazole

(D) Pyrimethamine

CHAPTER 12

53. 治療全身性黴菌感染最有效的藥物是？

    (A) Nystatin   (B) Amphotericin B

    (C) Clonazole   (D) Griseofulvin

54. 下列藥物何者可以治療表皮黴菌感染？

    (A) Griseofulvin   (B) Chloramphenicol

    (C) Sulfadiazine   (D) Ciprofloxacin

55. 有關抗感染藥物與其臨床應用的配對，何者正確？

    (A) Cephalexin (Keflex®) －病毒感染

    (B) Ketoconazole (Nizoral®) －黴菌感染

    (C) Dapsone (Avlosulfon®) －結核菌感染

    (D) Acyclovir (Zovirax®) －原蟲感染

56. Caspofungin 用於治療黴菌感染，下列何者為其作用機轉？

    (A) 抑制核酸合成

    (B) 改變細胞膜的滲透性

    (C) 抑制麥角固醇 (ergosterol) 的合成

    (D) 抑制細胞壁生成

57. 下列治療真菌 (fungi) 感染的藥物中，何者可抑制細胞膜成分麥角固醇 (ergosterol) 生成而達到制菌作用？

    (A) Nystatin   (B) Amphotericin B

    (C) Griseofulvin   (D) Fluconazole

58. 有關抗黴菌類的用藥 Ketoconazole 之敘述，下列何者正確？

    (A) 主要抑制 cholesterol 的合成

    (B) 主要抑制 ergosterol 的合成

CHAPTER **12**

(C) 與制酸劑服用可以增加吸收

(D) Ketoconazole 具有心臟毒性

59.下列何者常用於治療全身性黴菌感染？

(A) Clotrimazole
(B) Amphotericin B

(C) Terbinafine
(D) Nystatin

60.當病人被診斷為全身性黴菌感染時，應使用下列哪一種藥物？

(A) Amphotericin B
(B) Vancomycin

(C) Rifampin
(D) Methenamine

61. 有關抗黴菌藥物的作用機轉，下列敘述何者錯誤？

(A) Amphotericin B 可於黴菌細胞膜上打洞，造成離子與小分子物質流失而造成細胞死亡

(B) Ketoconazole 可干擾 ergosterol 合成，因而影響黴菌細胞膜功能

(C) Flucytosine 經黴菌代謝成三磷酸鹽形式後，作用反而下降

(D) Amphotericin B 與 Flucytosine 併用，會產生協同性的作用

62.下列何種青黴素衍生物，可用於治療綠膿桿菌 (*Pseudomonas aeruginosa*) 之感染？

(A) Amoxicillin
(B) Oxacillin

(C) Ampicillin
(D) Piperacillin

CHAPTER
12

解答：

1.D	2.A	3.A	4.D	5.C	6.D	7.B	8.B	9.D	10.D	11.C	12.C	13.D	14.C	15.D	16.D	17.B	18.C	19.A	20.A
21.A	22.C	23.C	24.C	25.C	26.C	27.C	28.C	29.D	30.C	31.C	32.D	33.D	34.D	35.B	36.B	37.A	38.A	39.A	40.A
41.C	42.A	43.A	44.D	45.C	46.D	47.A	48.B	49.A	50.B	51.A	52.C	53.B	54.A	55.B	56.D	57.D	58.B	59.B	60.A
61.C	62.D																		

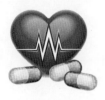

MEMO:

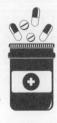

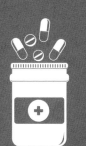

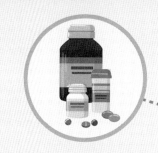

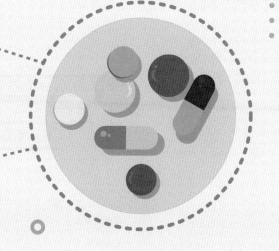

CHAPTER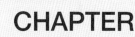

抗感染藥物（二）：
抗病毒及抗原蟲藥物

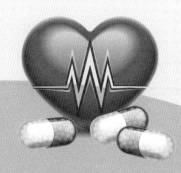

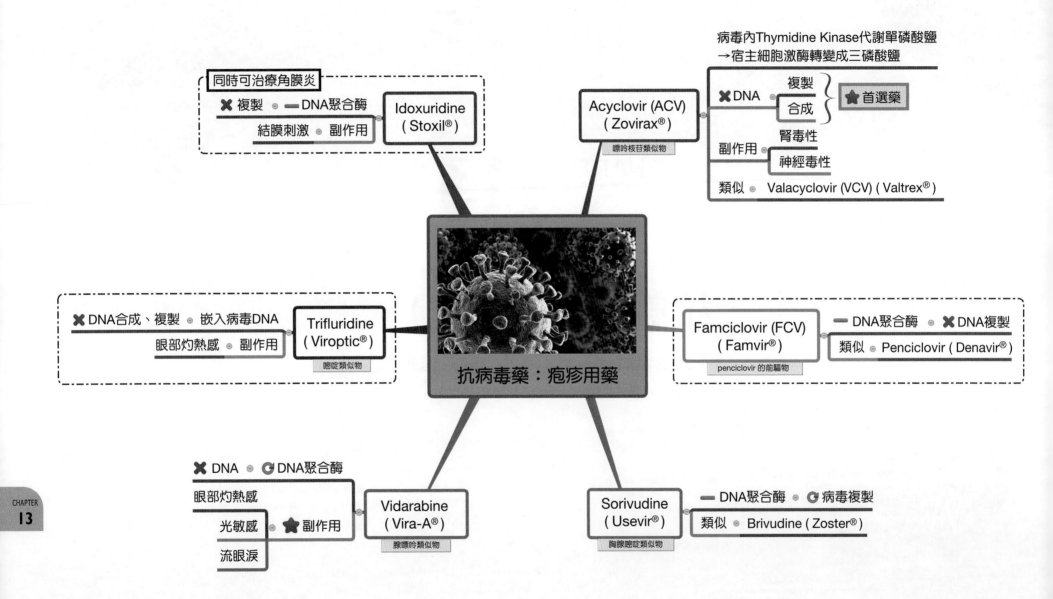

同時可治療角膜炎
✖ 複製 ● ━ DNA聚合酶

Idoxuridine
(Stoxil®)

結膜刺激 ● 副作用

病毒內Thymidine Kinase代謝單磷酸鹽
→宿主細胞激酶轉變成三磷酸鹽

Acyclovir (ACV)
(Zovirax®)

✖ DNA ━ 複製 / 合成 } ★ 首選藥

副作用 ━ 腎毒性 / 神經毒性

類似 ● Valacyclovir (VCV) (Valtrex®)

嘌呤核苷類似物

✖ DNA合成、複製 ● 嵌入病毒DNA

Trifluridine
(Viroptic®)

眼部灼熱感 ● 副作用

嘧啶類似物

抗病毒藥：疱疹用藥

Famciclovir (FCV)
(Famvir®)

━ DNA聚合酶 ● ✖ DNA複製

類似 ● Penciclovir (Denavir®)

penciclovir 的前驅物

✖ DNA ● ↻ DNA聚合酶

眼部灼熱感

光敏感 ● ★ 副作用

流眼淚

Vidarabine
(Vira-A®)

腺嘌呤類似物

Sorivudine
(Usevir®)

━ DNA聚合酶 ● ↻ 病毒複製

類似 ● Brivudine (Zoster®)

胸腺嘧啶類似物

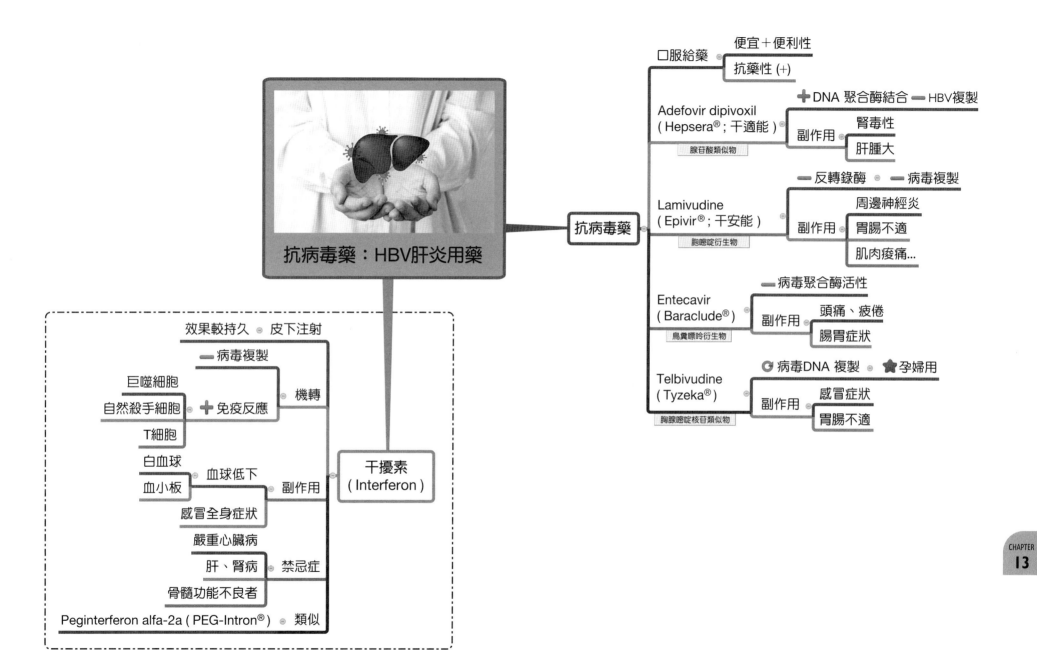

抗病毒藥：HBV肝炎用藥

抗病毒藥

口服給藥
便宜＋便利性
抗藥性 (+)

Adefovir dipivoxil
(Hepsera® ; 干適能)
腺苷酸類似物

＋DNA 聚合酶結合 ━ HBV複製
副作用
腎毒性
肝腫大

Lamivudine
(Epivir® ; 干安能)
胞嘧啶衍生物

━ 反轉錄酶 ⊙ ━ 病毒複製
副作用
周邊神經炎
胃腸不適
肌肉痠痛...

Entecavir
(Baraclude®)
鳥糞嘌呤衍生物

━ 病毒聚合酶活性
副作用
頭痛、疲倦
腸胃症狀

Telbivudine
(Tyzeka®)
胸腺嘧啶核苷類似物

↻ 病毒DNA 複製 ★ 孕婦用
副作用
感冒症狀
胃腸不適

干擾素
(Interferon)

效果較持久 ⊙ 皮下注射

巨噬細胞
自然殺手細胞 ＋免疫反應
T細胞

━ 病毒複製
機轉

白血球
血小板 ⊙ 血球低下
感冒全身症狀
副作用

嚴重心臟病
肝、腎病 ⊙ 禁忌症
骨髓功能不良者

Peginterferon alfa-2a (PEG-Intron®) ⊙ 類似

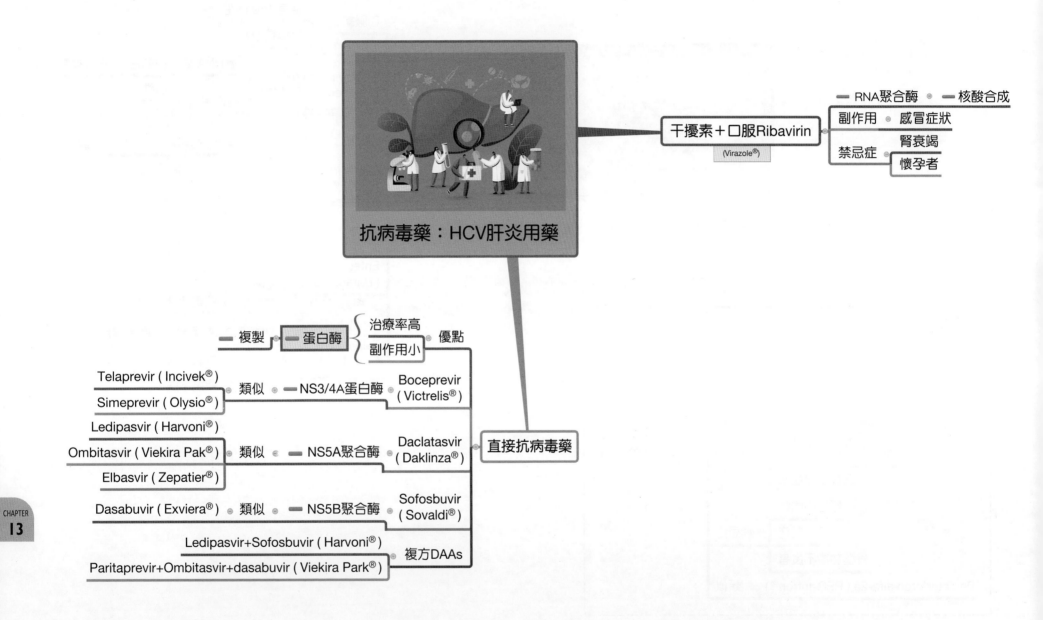

RNA聚合酶　核酸合成

副作用　感冒症狀

干擾素＋口服Ribavirin

(Virazole®)

禁忌症　腎衰竭

懷孕者

抗病毒藥：HCV肝炎用藥

複製　蛋白酶　治療率高

優點

副作用小

Telaprevir (Incivek®)

類似　NS3/4A蛋白酶　Boceprevir
(Victrelis®)

Simeprevir (Olysio®)

Ledipasvir (Harvoni®)

Ombitasvir (Viekira Pak®)　類似　NS5A聚合酶　Daclatasvir
(Daklinza®)

Elbasvir (Zepatier®)

直接抗病毒藥

Dasabuvir (Exviera®)　類似　NS5B聚合酶　Sofosbuvir
(Sovaldi®)

Ledipasvir+Sofosbuvir (Harvoni®)　複方DAAs

Paritaprevir+Ombitasvir+dasabuvir (Viekira Park®)

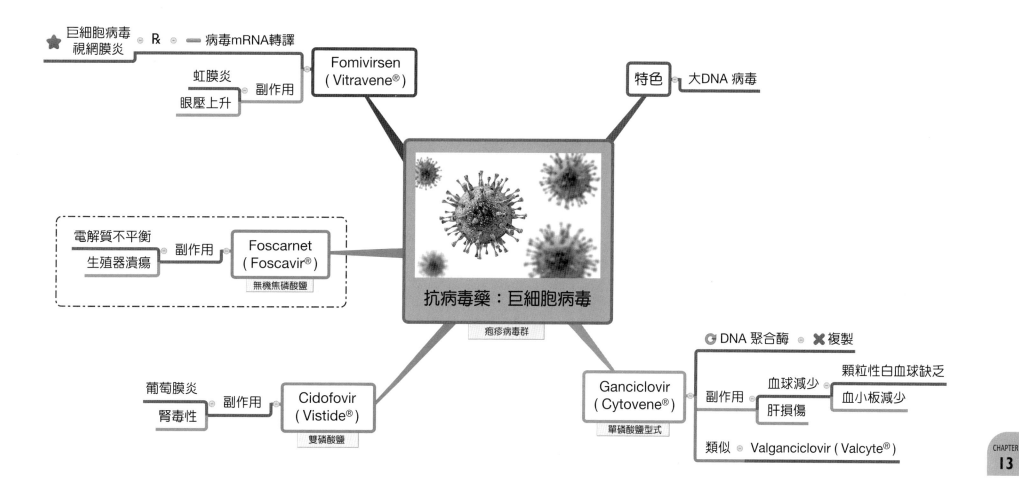

巨細胞病毒
視網膜炎 ⊖ Rx ⊖ ━ 病毒mRNA轉譯

虹膜炎
眼壓上升 ⊖ 副作用

Fomivirsen
(Vitravene®)

特色 ⊖ 大DNA 病毒

電解質不平衡
生殖器潰瘍 ⊖ 副作用

Foscarnet
(Foscavir®)

無機焦磷酸鹽

抗病毒藥：巨細胞病毒

疱疹病毒群

葡萄膜炎
腎毒性 ⊖ 副作用

Cidofovir
(Vistide®)

雙磷酸鹽

⟳ DNA 聚合酶 ⊖ ✖複製

Ganciclovir
(Cytovene®)

單磷酸鹽型式

⊖ 副作用

血球減少 ⊖

顆粒性白血球缺乏
血小板減少

肝損傷

類似 ⊖ Valganciclovir (Valcyte®)

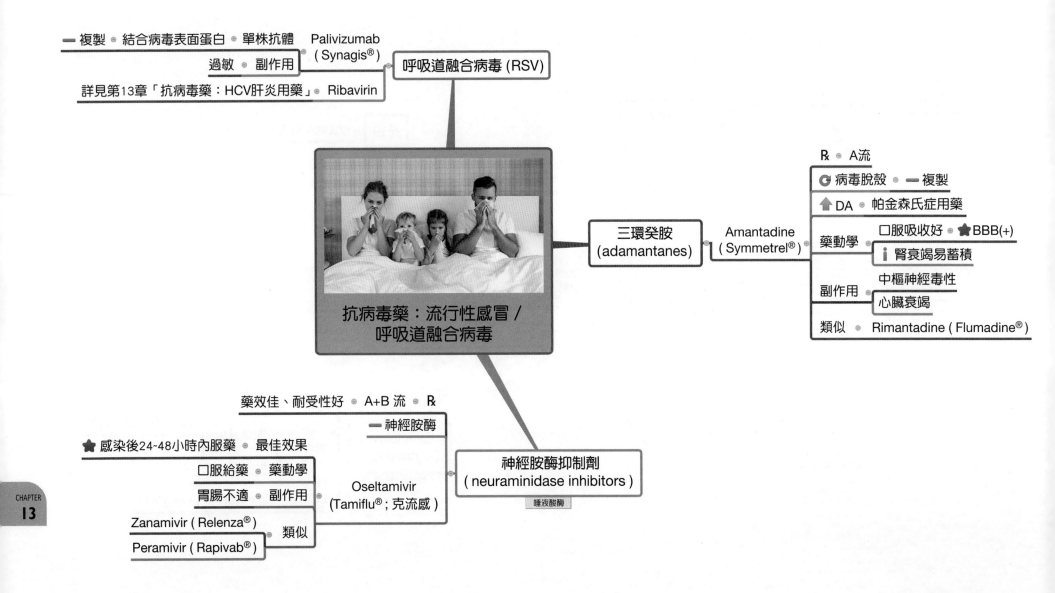

複製 ● 結合病毒表面蛋白 ● 單株抗體 Palivizumab（Synagis®）

過敏 ● 副作用

詳見第13章「抗病毒藥：HCV肝炎用藥」● Ribavirin

呼吸道融合病毒 (RSV)

抗病毒藥：流行性感冒 / 呼吸道融合病毒

Rx ● A流

病毒脫殼 ● 複製

DA ● 帕金森氏症用藥

藥動學 ● 口服吸收好 ● BBB(+)

腎衰竭易蓄積

副作用 ● 中樞神經毒性

心臟衰竭

類似 ● Rimantadine（Flumadine®）

三環癸胺（adamantanes） ● Amantadine（Symmetrel®）

藥效佳、耐受性好 ● A+B 流 ● Rx

神經胺酶

感染後24~48小時內服藥 ● 最佳效果

口服給藥 ● 藥動學

胃腸不適 ● 副作用

Zanamivir（Relenza®）

Peramivir（Rapivab®） ● 類似

Oseltamivir（Tamiflu®；克流感）

神經胺酶抑制劑（neuraminidase inhibitors）

唾液酸酶

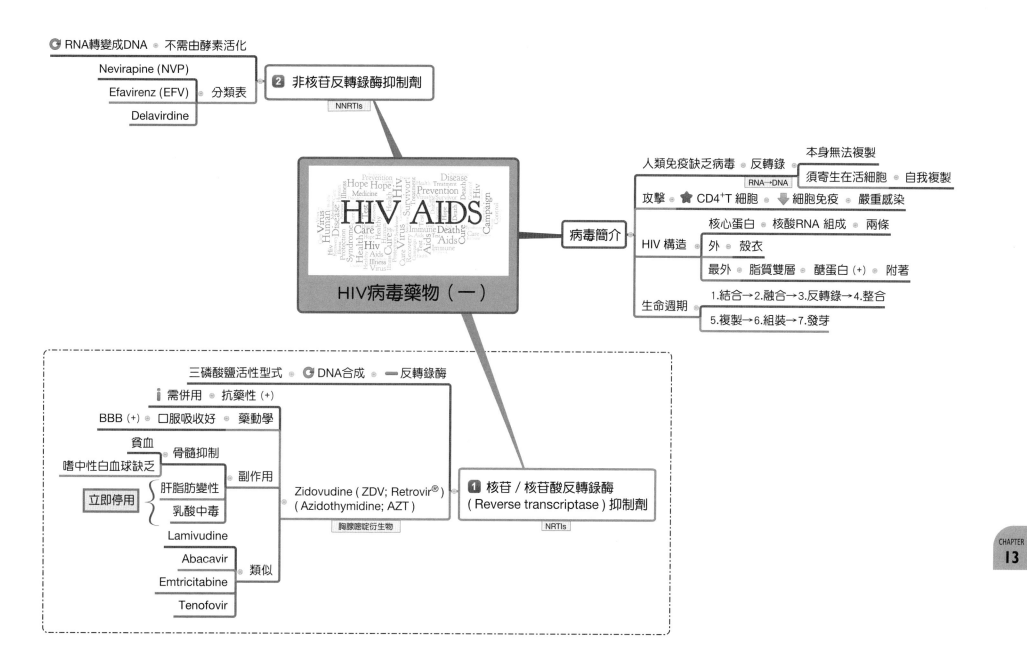

RNA轉變成DNA ● 不需由酵素活化

Nevirapine (NVP)
Efavirenz (EFV) ● 分類表
Delavirdine

2 非核苷反轉錄酶抑制劑
NNRTIs

HIV AIDS

HIV病毒藥物（一）

病毒簡介

人類免疫缺乏病毒 ● 反轉錄 ● 本身無法複製
RNA→DNA ● 須寄生在活細胞 ● 自我複製

攻擊 ● ★ CD4⁺T 細胞 ● ↓ 細胞免疫 ● 嚴重感染

核心蛋白 ● 核酸RNA 組成 ● 兩條
HIV 構造 外 ● 殼衣
最外 ● 脂質雙層 ● 醣蛋白 (+) ● 附著

生命週期 1.結合→2.融合→3.反轉錄→4.整合
5.複製→6.組裝→7.發芽

三磷酸鹽活性型式 ● DNA合成 ● 反轉錄酶

需併用 ● 抗藥性 (+)

BBB (+) ● 口服吸收好 ● 藥動學

貧血
嗜中性白血球缺乏 骨髓抑制

立即停用 { 肝脂肪變性
乳酸中毒 } 副作用 Zidovudine (ZDV; Retrovir®)
(Azidothymidine; AZT)

胸腺嘧啶衍生物

1 核苷 / 核苷酸反轉錄酶
(Reverse transcriptase) 抑制劑
NRTIs

Lamivudine
Abacavir
Emtricitabine 類似
Tenofovir

CHAPTER **13**

215

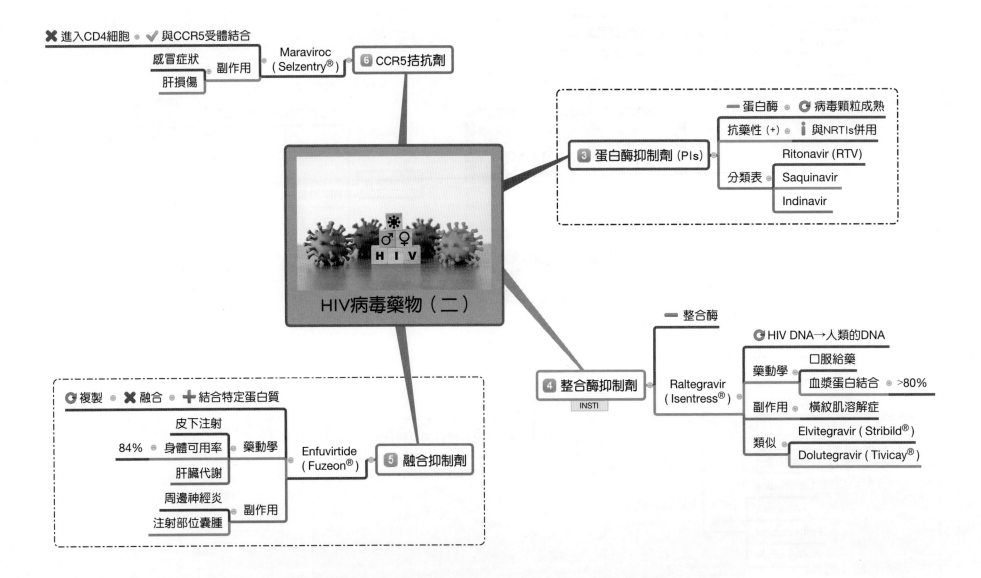

✘ 進入CD4細胞 ● ✔ 與CCR5受體結合

感冒症狀
　　　　副作用 ── Maraviroc（Selzentry®）── ⑥ CCR5拮抗劑
肝損傷

⑥ CCR5拮抗劑

── 蛋白酶 ● ↻ 病毒顆粒成熟

抗藥性（+）● ℹ 與NRTIs併用

③ 蛋白酶抑制劑（PIs）──── Ritonavir（RTV）

分類表 ── Saquinavir

Indinavir

HIV病毒藥物（二）

── 整合酶

↻ HIV DNA→人類的DNA

口服給藥
藥動學 ──
血漿蛋白結合 ● >80%

④ 整合酶抑制劑 ── Raltegravir（Isentress®） ── 副作用 ● 橫紋肌溶解症

INSTI

Elvitegravir（Stribild®）
類似 ──
Dolutegravir（Tivicay®）

↻ 複製 ● ✘ 融合 ● ✚ 結合特定蛋白質

皮下注射
84% ● 身體可用率 ● 藥動學 ── Enfuvirtide（Fuzeon®）── ⑤ 融合抑制劑
肝臟代謝

周邊神經炎
　　　　副作用
注射部位囊腫

⑤ 融合抑制劑

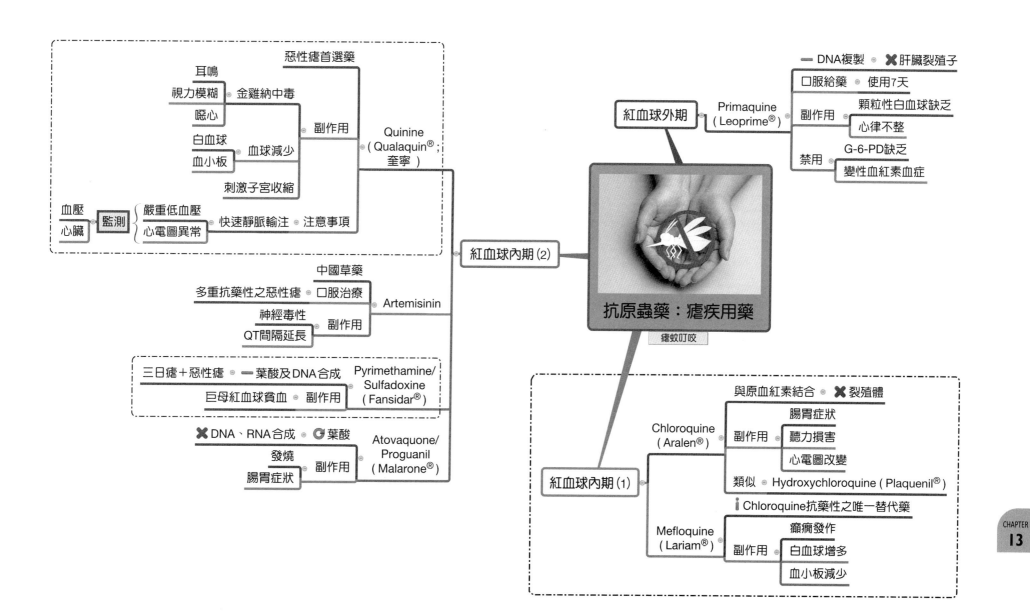

紅血球外期

Primaquine（Leoprime®）
- ━ DNA複製 ● ✘ 肝臟裂殖子
- 口服給藥 ● 使用7天
- 副作用
  - 顆粒性白血球缺乏
  - 心律不整
- 禁用
  - G-6-PD缺乏
  - 變性血紅素血症

紅血球內期(2)

抗原蟲藥：瘧疾用藥

瘧蚊叮咬

Quinine（Qualaquin®；奎寧）
- 惡性瘧首選藥
- 副作用
  - 金雞納中毒
    - 耳鳴
    - 視力模糊
    - 噁心
  - 血球減少
    - 白血球
    - 血小板
  - 刺激子宮收縮
- 注意事項 ● 快速靜脈輸注
  - 監測 ｛血壓／心臟｝
    - 嚴重低血壓
    - 心電圖異常

Artemisinin
- 口服治療
  - 中國草藥
  - 多重抗藥性之惡性瘧
- 副作用
  - 神經毒性
  - QT間隔延長

Pyrimethamine/Sulfadoxine（Fansidar®）
- ━ 葉酸及DNA合成
  - 三日瘧＋惡性瘧
- 副作用 ● 巨母紅血球貧血

Atovaquone/Proguanil（Malarone®）
- ✘ DNA、RNA合成 ● ⟳ 葉酸
- 副作用
  - 發燒
  - 腸胃症狀

紅血球內期(1)

Chloroquine（Aralen®）
- 與原血紅素結合 ● ✘ 裂殖體
- 副作用
  - 腸胃症狀
  - 聽力損害
  - 心電圖改變
- 類似 ● Hydroxychloroquine（Plaquenil®）

Mefloquine（Lariam®）
- ⓘ Chloroquine抗藥性之唯一替代藥
- 副作用
  - 癲癇發作
  - 白血球增多
  - 血小板減少

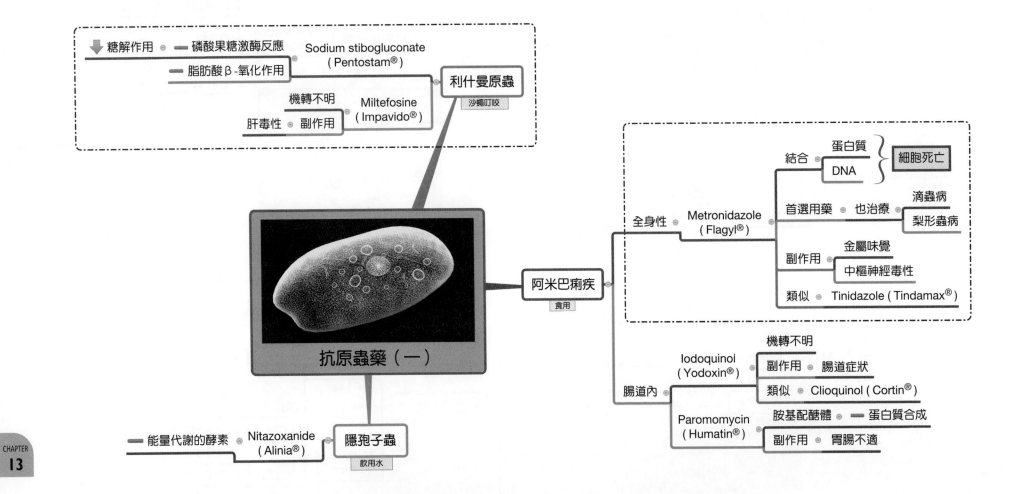

⬇ 糖解作用 ◦ ── 磷酸果糖激酶反應 Sodium stibogluconate
（Pentostam®）

── 脂肪酸 β-氧化作用

機轉不明 Miltefosine
（Impavido®）

肝毒性 ◦ 副作用

利什曼原蟲

沙蠅叮咬

結合 蛋白質
DNA
細胞死亡

全身性 ◦ Metronidazole
（Flagyl®）

首選用藥 ◦ 也治療 ◦ 滴蟲病
梨形蟲病

副作用 ◦ 金屬味覺
中樞神經毒性

類似 ◦ Tinidazole（Tindamax®）

阿米巴痢疾

食用

抗原蟲藥（一）

Iodoquinol
（Yodoxin®）

機轉不明
副作用 ◦ 腸道症狀
類似 ◦ Clioquinol（Cortin®）

腸道內 ◦

Paromomycin
（Humatin®）

胺基配醣體 ◦ ── 蛋白質合成
副作用 ◦ 胃腸不適

── 能量代謝的酵素 ◦ Nitazoxanide
（Alinia®）

隱孢子蟲

飲用水

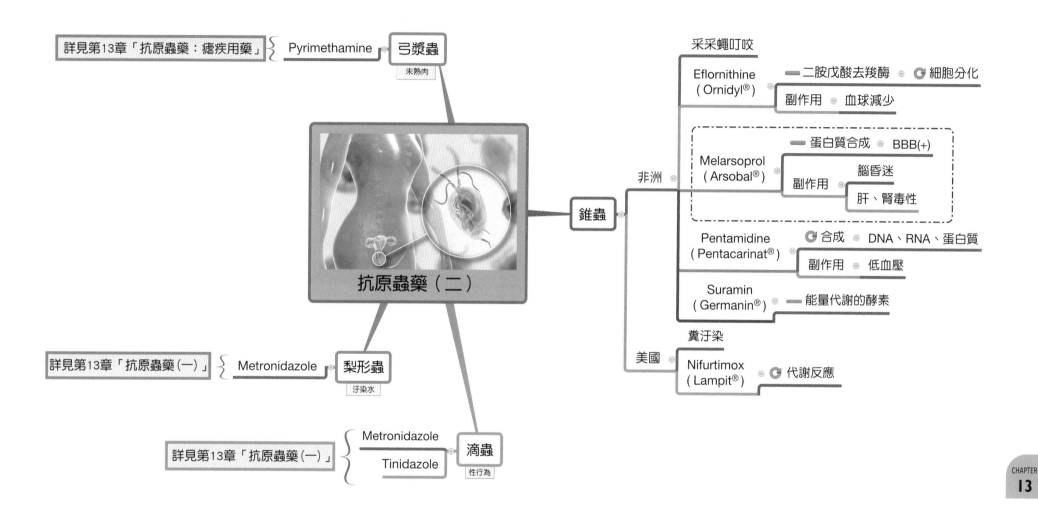

詳見第13章「抗原蟲藥：瘧疾用藥」 } Pyrimethamine — 弓漿蟲
未熟肉

采采蠅叮咬

Eflornithine
（ Ornidyl® ） — 二胺戊酸去羧酶 ○ ↻ 細胞分化
副作用 ○ 血球減少

非洲

Melarsoprol
（ Arsobal® ） — 蛋白質合成 ○ BBB(+)
副作用 腦昏迷
肝、腎毒性

錐蟲

Pentamidine
（ Pentacarinat® ） ↻ 合成 ○ DNA、RNA、蛋白質
副作用 ○ 低血壓

Suramin
（ Germanin® ） — 能量代謝的酵素

抗原蟲藥（二）

美國 糞汙染

Nifurtimox
（ Lampit® ） ○ ↻ 代謝反應

詳見第13章「抗原蟲藥（一）」 } Metronidazole — 梨形蟲
汙染水

詳見第13章「抗原蟲藥（一）」 } Metronidazole
Tinidazole — 滴蟲
性行為

課後複習

1. Amantadine 預防感冒的作用機轉為何？

    (A) 使受感染細胞分泌水解自我分解

    (B) 防止病毒 (virion) 由細胞內釋出

    (C) 防止病毒 capsid 的合成

    (D) 防止病毒的 DNA 進行 uncoating

2. 下列何種抗病毒藥物會增加腦部多巴胺 (dopamine) 的效應？

    (A) Amantadine

    (B) Idoxuridine

    (C) Acyclovir

    (D) Zidovudine

3. 下列有關 Acyclovir 的敘述，何者不正確？

    (A) 可口服

    (B) 為核酸類抗病毒藥物

    (C) 用以治療疱疹

    (D) 為 pyrimidine 類衍生物

4. Famciclovir 的作用機轉為何？

    (A) 抑制核醣的彼此轉換

    (B) 抑制病毒之磷酸

    (C) 抑制病毒之 DNA 生合成

    (D) 抑制病毒之 RNA 生合成

5. 臨床上使用下列何種藥物治療疱疹病毒 (herpes virus) 感染？

    (A) Zidovudine

    (B) Interferon

    (C) Amantadine

    (D) Acyclovir

6. 抗病毒藥物 Acyclovir 的主要藥理作用機轉為何？

    (A) 抑制病毒的 RNA 反轉錄作用

    (B) 增強個體干擾素的合成速率

(C) 干擾感染細胞的 DNA 聚合酵素，使病毒停止衍生

(D) 阻止病毒進入個體細胞

7. 目前何種藥物對流行感冒病毒具有較佳的預防效果？

(A) Amantadine

(B) Acyclovir

(C) Cyarabine

(D) Ribavirin

8. 對於克流感 (Tamiflu)，下列敘述何者錯誤？

(A) 口服有效

(B) 用於禽流感早期預防與治療

(C) 抑制病毒釋放

(D) 高毒性具抗藥性

9. 下列何種藥物可抑制呼吸道融合病毒 (RSV)，用於治療嬰兒下呼吸道嚴重感染？

(A) Acyclovir

(B) Ribavirin

(C) Idoxuridine

(D) Vidarabine

10. 有關干擾素 (Interferon) 之敘述，下列何者錯誤？

(A) 干擾素是宿主對抗病毒感染的一道防線

(B) 只能用人的干擾素治療人類被病毒感染所引起之疾病

(C) 干擾素直接殺死入侵的病毒

(D) 干擾素抑制病毒蛋白的合成

11. Acyclovir 為 guanosine 衍生物，其代謝物可抑制 DNA 複製，主要用於治療何種微生物的感染？

(A) G(+) 球菌

(B) 疱疹病毒

(C) 真菌

(D) 結核分枝桿菌

CHAPTER
13

12. 下列抗病毒藥物中，何者可抑制流行性感冒 A 型病毒感染，亦可用來治療帕金森氏症？

(A) Amantadine

(B) Acyclovir

(C) Vidarabine

(D) Zidovudine

13. 下列何者僅限於治療 A 型流行性感冒？

(A) Ribavirin

(B) Amantadine

(C) Vidarabine

(D) Zidovudine

14. 下列何者因會先被病毒的 thymidine kinase 磷酸化，所以對被病毒感染的細胞才具藥效，因此可用於治療疱疹病毒的感染？

(A) Amantadine

(B) Acyclovir

(C) Flucytosine

(D) Zidovudine

15. 有關 Acyclovir 之敘述，下列何者正確？

(A) 為抗愛滋病毒之第一線藥物

(B) 臨床上使用於 B 型肝炎之急性發作

(C) 被宿主細胞代謝成 acyclovir triphosphate 的形式才能抑制病毒

(D) 常見的副作用為骨髓抑制、影響肝功能

16. 下列何種藥物可用於治療巨細胞病毒感染？

(A) Abacavir

(B) Ganciclovir

(C) Ribavirin

(D) Zidovudine

17. 流行性感冒的治療藥物 Oseltamivir 與 Zanamivir 可降低新病毒自宿主細胞釋放與結合，其藥理作用主要為抑制下列何種酵素活性？

(A) thymidine kinase

(B) neuraminidase

(C) reverse transcriptase

(D) adenosine kinase

18. 下列何種藥物不是愛滋病 (AIDS) 的治療用藥？

(A) Zidovudine

(B) Nevirapine

(C) Ritonavir

(D) Zanamivir

19. 醫療工作人員因針頭受傷可用下列何藥預防 HIV 病毒感染？

(A) Acyclovir
(B) Amantadine
(C) Vidarabine
(D) Zidovudine

20. 下列何藥用於治療人類免疫不全病毒 (HIV) 感染之疾病？

(A) Foscarnet
(B) Ganciclovir
(C) Rimantadine
(D) Ritonavir

21. 下列何者會抑制病毒反轉錄酶 (reverse transcriptase)，用於治療愛滋病 (AIDS)？

(A) Zidovudine
(B) Acyclovir
(C) Idoxuridine
(D) Amantadine

22. 對於 Zidovudine (AZT) 敘述，下列何者錯誤？

(A) 用於治療 HIV
(B) 口服吸收良好
(C) 藥物可穿透血腦障壁
(D) 用於治療單純性疱疹病毒 (HSV)

23. 下列有關 Zidovudine (AZT) 作用之描述，何者錯誤？

(A) 具骨髓性毒害作用會造成血液病變
(B) 可通透達中樞神經系統產生神經毒性
(C) 其適應症包括嚴重疱疹病毒、呼吸道融合病毒感染及人類免疫缺乏病毒 (HIV) 感染
(D) 其使用一段時間後容易產生抗藥性的問題

24. 下列抗病毒藥物中，何者可抑制人類免疫缺乏病毒 (HIV) 之反轉錄酶，是治療後天免疫缺乏症候群 (AIDS) 之首選用藥？

(A) Amantadine
(B) Acyclovir
(C) Vidarabine
(D) Zidovudine

25. 評估某一抗 HIV 藥物，對病人是否有效的最佳方式為何？

    (A) 測量血中白血球含量

    (B) 測量血中血小板含量及凝血速率

    (C) 測量血中病毒含量

    (D) 測量血中淋巴細胞含量

26. 下列何種藥物不是用於治療愛滋病？

    (A) Amantadine

    (B) Saquinavir

    (C) Nevirapine

    (D) Lamivudine

27. 下列哪一愛滋病藥物之作用機轉為抑制反轉錄病毒的 reverse transcriptase？

    (A) Amantadine

    (B) Oseltamivir

    (C) Zidovudine

    (D) Saquinavir

28. Indinavir 之抗病毒原因是什麼？

    (A) 抑制 RNA 生合成

    (B) 抑制 DNA 生合成

    (C) 抑制病毒之蛋白酶

    (D) 抑制反轉錄

29. 下列哪一項抗愛滋病藥物不會抑制 reverse transcriptase？

    (A) Saquinavir

    (B) Zidovudine

    (C) Didanosine

    (D) Nevirapine

30. 下列何者是治療瘧疾之藥物？

    (A) Metronidazole

    (B) Niclosamide

    (C) Primaquine

    (D) Thiabendazole

31. 當前往瘧疾疫區旅行，得知該區疫情已經對 Chloroquine 產生抗藥性時，下列何者為最佳預防用藥？

(A) Artemisinin
(B) Mefloquine
(C) Primaquine
(D) Pyrimethamine

解答：

1.D	2.A	3.D	4.C	5.D	6.C	7.A	8.D	9.B	10.C	11.B	12.A	13.B	14.B	15.C	16.B	17.B	18.D	19.D	20.D
21.A	22.D	23.C	24.D	25.C	26.A	27.C	28.C	29.A	30.C	31.B									

CHAPTER
13

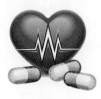

MEMO:

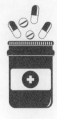

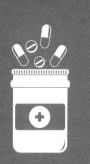
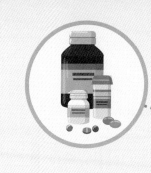
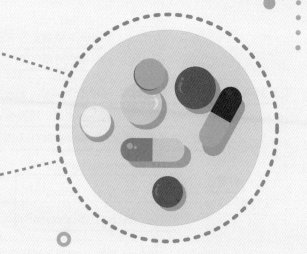

CHAPTER **14**

抗腫瘤藥

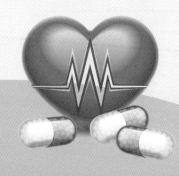

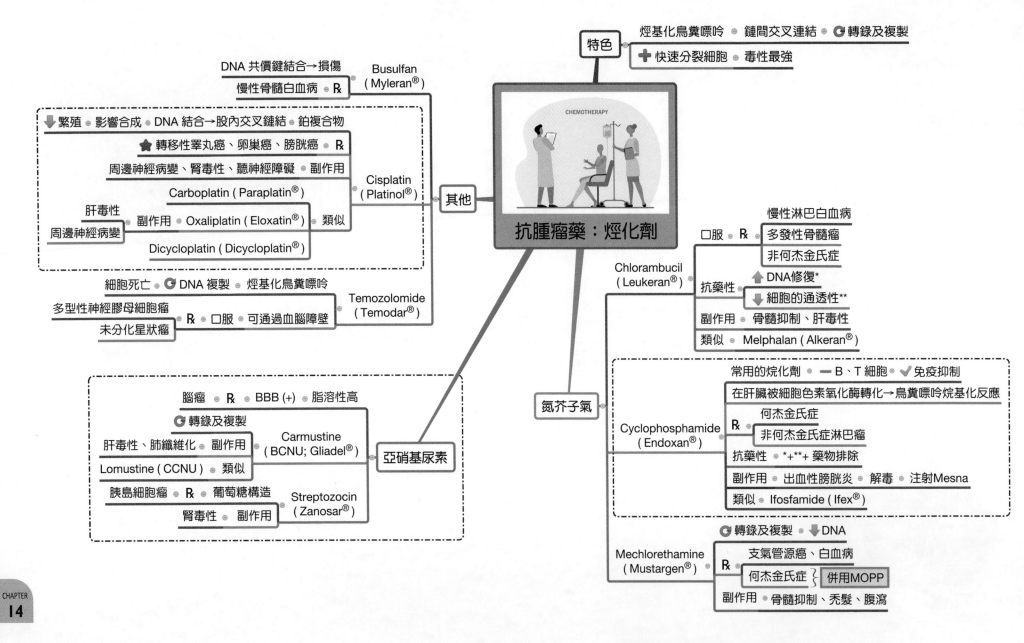

特色
- 烴基化鳥糞嘌呤 ● 鏈間交叉連結 ● ↻轉錄及複製
- ➕快速分裂細胞 ● 毒性最強

CHEMOTHERAPY

抗腫瘤藥：烴化劑

其他

Busulfan（Myleran®）
- DNA 共價鍵結合→損傷
- 慢性骨髓白血病 ● Rx

Cisplatin（Platinol®）
- ↓繁殖 ● 影響合成 ● DNA 結合→股內交叉鏈結 ● 鉑複合物
- ★轉移性睪丸癌、卵巢癌、膀胱癌 ● Rx
- 周邊神經病變、腎毒性、聽神經障礙 ● 副作用

類似
- Carboplatin（Paraplatin®）
- 副作用 ● Oxaliplatin（Eloxatin®）
  - 肝毒性
  - 周邊神經病變
- Dicycloplatin（Dicycloplatin®）

Temozolomide（Temodar®）
- 細胞死亡 ● ↻DNA 複製 ● 烴基化鳥糞嘌呤
- 多型性神經膠母細胞瘤
- 未分化星狀瘤 ● Rx ● 口服 ● 可通過血腦障壁

亞硝基尿素

Carmustine（BCNU; Gliadel®）
- 腦瘤 ● Rx ● BBB (+) ● 脂溶性高
- ↻轉錄及複製
- 肝毒性、肺纖維化 ● 副作用
- Lomustine（CCNU）● 類似

Streptozocin（Zanosar®）
- 胰島細胞瘤 ● Rx ● 葡萄糖構造
- 腎毒性 ● 副作用

氮芥子氣

Chlorambucil（Leukeran®）
- 口服 ● Rx
  - 慢性淋巴白血病
  - 多發性骨髓瘤
  - 非何杰金氏症
- 抗藥性
  - ⬆DNA修復*
  - ⬇細胞的通透性**
- 副作用 ● 骨髓抑制、肝毒性
- 類似 ● Melphalan（Alkeran®）

Cyclophosphamide（Endoxan®）
- 常用的烷化劑 ● ━B、T 細胞 ● ✔免疫抑制
- 在肝臟被細胞色素氧化酶轉化→鳥糞嘌呤烷基化反應
- Rx
  - 何杰金氏症
  - 非何杰金氏症淋巴瘤
- 抗藥性 ● *+**+ 藥物排除
- 副作用 ● 出血性膀胱炎 ● 解毒 ● 注射Mesna
- 類似 ● Ifosfamide（Ifex®）

Mechlorethamine（Mustargen®）
- ↻轉錄及複製 ● ⬇DNA
- Rx
  - 支氣管源癌、白血病
  - 何杰金氏症 } 併用MOPP
- 副作用 ● 骨髓抑制、禿髮、腹瀉

▲ MOPP：係指 Mechlorethamine 與 Vincristine (Oncovin)、Procabazine 和 Prednisone 併用稱之。

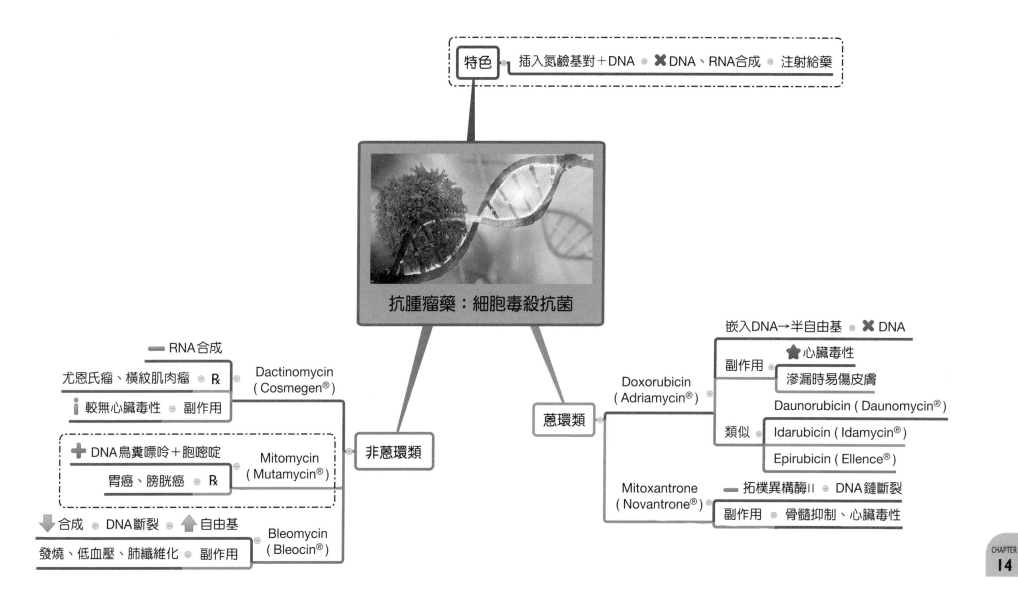

特色 ● 插入氮鹼基對＋DNA ● ✖ DNA、RNA合成 ● 注射給藥

抗腫瘤藥：細胞毒殺抗菌

嵌入DNA→半自由基 ● ✖ DNA

Doxorubicin (Adriamycin®)
副作用 ● ★ 心臟毒性
滲漏時易傷皮膚

蒽環類

類似
Daunorubicin (Daunomycin®)
Idarubicin (Idamycin®)
Epirubicin (Ellence®)

Mitoxantrone (Novantrone®)
━ 拓樸異構酶II ● DNA鏈斷裂
副作用 ● 骨髓抑制、心臟毒性

━ RNA合成

尤恩氏瘤、橫紋肌肉瘤 ● Ｒ
Dactinomycin (Cosmegen®)
ⅰ 較無心臟毒性 ● 副作用

✚ DNA鳥糞嘌呤＋胞嘧啶
Mitomycin (Mutamycin®)
胃癌、膀胱癌 ● Ｒ

非蒽環類

⬇ 合成 ● DNA斷裂 ● ⬆ 自由基
Bleomycin (Bleocin®)
發燒、低血壓、肺纖維化 ● 副作用

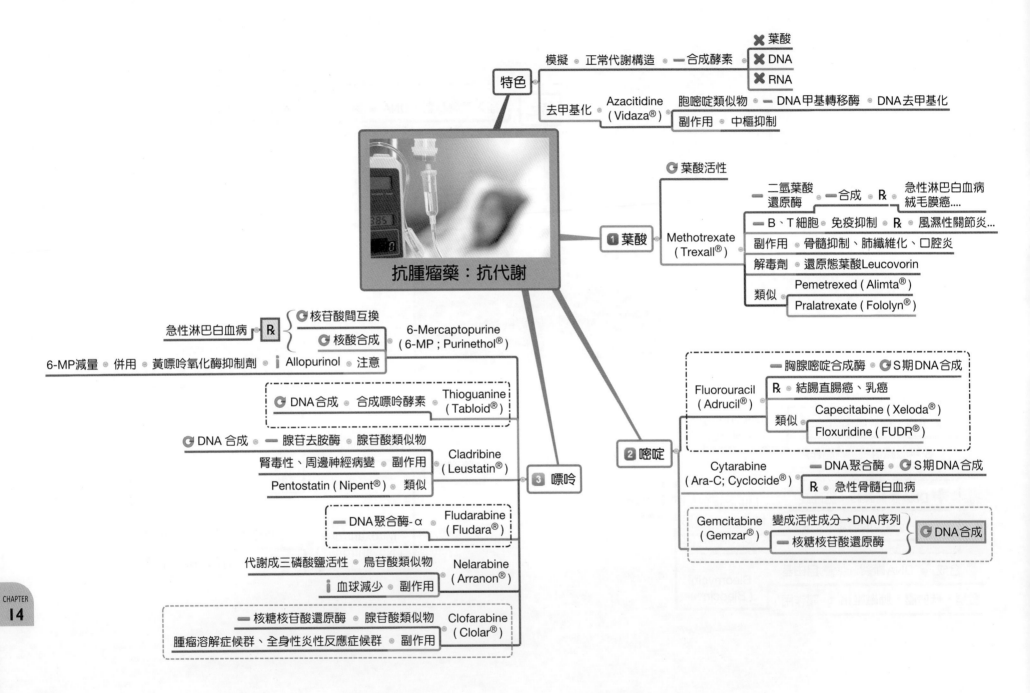

抗腫瘤藥：抗代謝

特色
- 模擬 ● 正常代謝構造 ● ─合成酵素
  - ✖ 葉酸
  - ✖ DNA
  - ✖ RNA
- 去甲基化 ● Azacitidine（Vidaza®）● 胞嘧啶類似物 ─ DNA甲基轉移酶 ● DNA去甲基化
  - 副作用 ● 中樞抑制

① 葉酸
- ↻ 葉酸活性
- Methotrexate（Trexall®）
  - ─二氫葉酸還原酶 ─合成 ● Rx ● 急性淋巴白血病、絨毛膜癌....
  - ─B、T細胞 ● 免疫抑制 ● Rx ● 風濕性關節炎...
  - 副作用 ● 骨髓抑制、肺纖維化、口腔炎
  - 解毒劑 ● 還原態葉酸Leucovorin
  - 類似
    - Pemetrexed（Alimta®）
    - Pralatrexate（Fololyn®）

② 嘧啶
- Fluorouracil（Adrucil®）
  - ─胸腺嘧啶合成酶 ● ↻ S期DNA合成
  - Rx ● 結腸直腸癌、乳癌
  - 類似
    - Capecitabine（Xeloda®）
    - Floxuridine（FUDR®）
- Cytarabine（Ara-C; Cyclocide®）
  - ─DNA聚合酶 ● ↻ S期DNA合成
  - Rx ● 急性骨髓白血病
- Gemcitabine（Gemzar®）變成活性成分→DNA序列
  - ─核糖核苷酸還原酶 ● ↻ DNA合成

③ 嘌呤
- 6-Mercaptopurine（6-MP；Purinethol®）
  - 急性淋巴白血病 ● Rx
    - ↻ 核苷酸間互換
    - ↻ 核酸合成
  - 6-MP減量 ● 併用 ● 黃嘌呤氧化酶抑制劑 ● ↓ Allopurinol ● 注意
- Thioguanine（Tabloid®）
  - ↻ DNA合成 ● 合成嘌呤酵素
- Cladribine（Leustatin®）
  - ↻ DNA合成 ─ 腺苷去胺酶 ● 腺苷酸類似物
  - 腎毒性、周邊神經病變 ● 副作用
  - Pentostatin（Nipent®）● 類似
- Fludarabine（Fludara®）
  - ─DNA聚合酶-α
- Nelarabine（Arranon®）
  - 代謝成三磷酸鹽活性 ● 鳥苷酸類似物
  - ↓ 血球減少 ● 副作用
- Clofarabine（Clolar®）
  - ─核糖核苷酸還原酶 ● 腺苷酸類似物
  - 腫瘤溶解症候群、全身性炎性反應症候群 ● 副作用

分裂固定在中期 ⊝ ↻ 聚合作用 ⊝ Ixabepilone（Ixempra®） — 其他

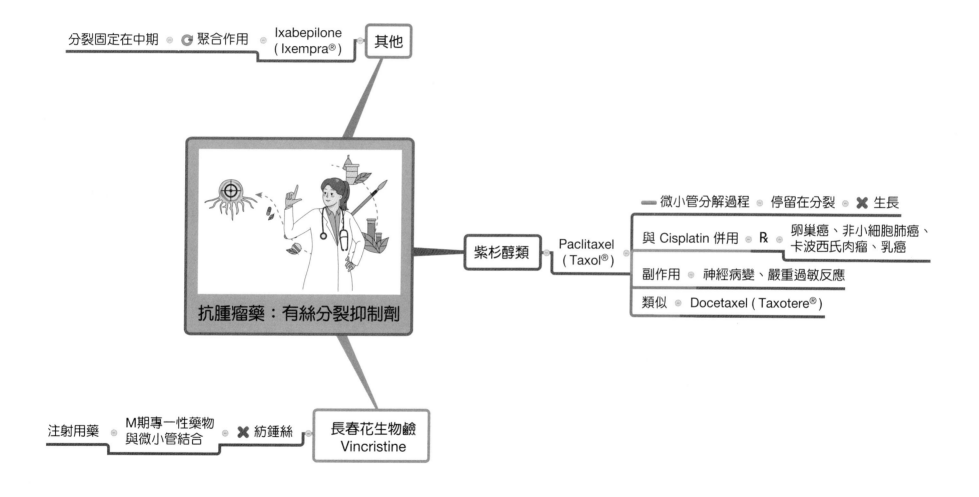

抗腫瘤藥：有絲分裂抑制劑

紫杉醇類 — Paclitaxel（Taxol®）

— 微小管分解過程 ⊝ 停留在分裂 ⊝ ✖ 生長

與 Cisplatin 併用 ⊝ ℞ ⊝ 卵巢癌、非小細胞肺癌、卡波西氏肉瘤、乳癌

副作用 ⊝ 神經病變、嚴重過敏反應

類似 ⊝ Docetaxel（Taxotere®）

注射用藥 ⊝ M期專一性藥物與微小管結合 ⊝ ✖ 紡錘絲 — 長春花生物鹼 Vincristine

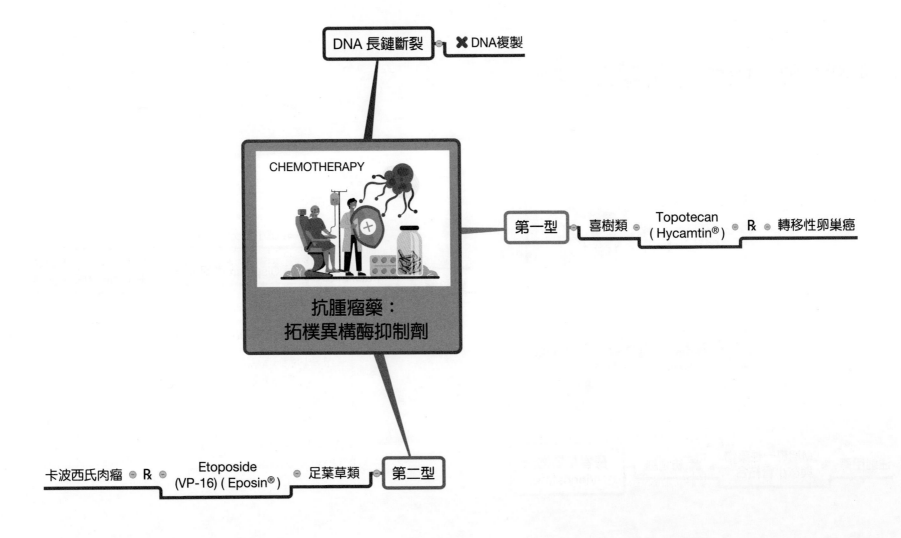

DNA 長鏈斷裂 ━ ✖ DNA複製

CHEMOTHERAPY

抗腫瘤藥：
拓樸異構酶抑制劑

第一型 ━ 喜樹類 ━ Topotecan（Hycamtin®）━ ℞ ━ 轉移性卵巢癌

卡波西氏肉瘤 ━ ℞ ━ Etoposide (VP-16)（Eposin®）━ 足葉草類 ━ 第二型

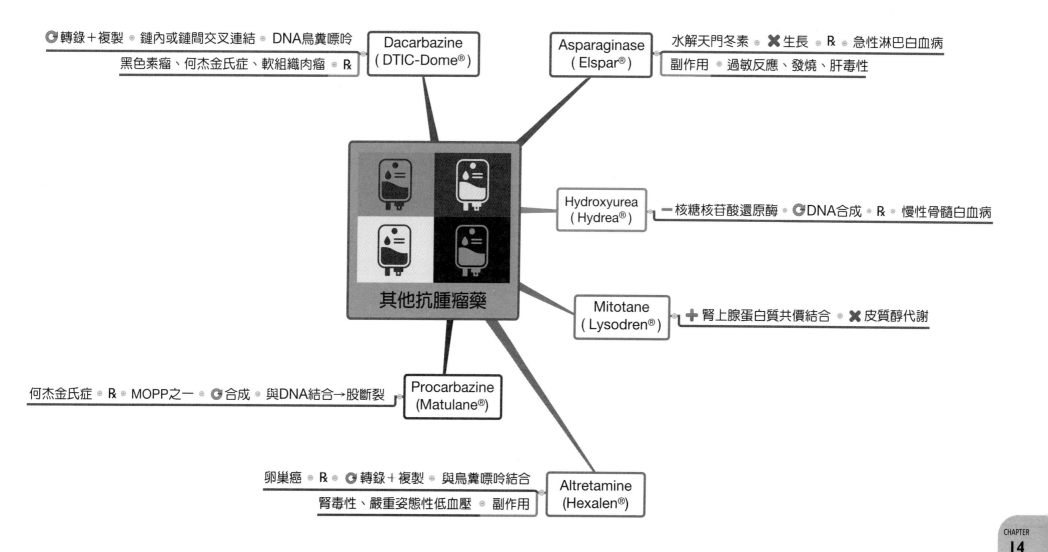

↻轉錄＋複製 ◦ 鏈內或鏈間交叉連結 ◦ DNA鳥糞嘌呤

黑色素瘤、何杰金氏症、軟組織肉瘤 ◦ ℞

Dacarbazine
（DTIC-Dome®）

Asparaginase
（Elspar®）

水解天門冬素 ◦ ✖生長 ◦ ℞ ◦ 急性淋巴白血病

副作用 ◦ 過敏反應、發燒、肝毒性

其他抗腫瘤藥

Hydroxyurea
（Hydrea®）

━核糖核苷酸還原酶 ◦ ↻DNA合成 ◦ ℞ ◦ 慢性骨髓白血病

Mitotane
（Lysodren®）

✚腎上腺蛋白質共價結合 ◦ ✖皮質醇代謝

何杰金氏症 ◦ ℞ ◦ MOPP之一 ◦ ↻合成 ◦ 與DNA結合→股斷裂

Procarbazine
(Matulane®)

卵巢癌 ◦ ℞ ◦ ↻轉錄＋複製 ◦ 與鳥糞嘌呤結合

腎毒性、嚴重姿態性低血壓 ◦ 副作用

Altretamine
(Hexalen®)

表 14-1　細胞週期專一性 (cell cycle specificity, CCS) 藥物

細胞週期	功能	作用藥物
G₁ 期 （生長期）	進行 RNA 與蛋白質合成	Asparaginase
S 期 （複製期）	DNA 複製	• 抗代謝藥物 (antimetabolites) 1. 葉酸拮抗劑 (folic antagonists)：Methotrexate 2. 嘧啶拮抗劑 (pyrimidine antagonists)：Cytarabine (Ara-C)、Fluorouracil 3. 嘌呤拮抗劑 (purine antagonists)：Mercaptopurine、Thioguanine
G₂ 期 （分裂前期）	準備進行有絲分裂	Bleomycin、普達飛倫毒質（Etoposide 及 Teniposide）、喜樹鹼（Irinotecan 及 Topotecan）
M 期 （有絲分裂期）	染色體分裂形成子細胞，之後進入 G₀（休止期）或 G₁ 期（生長期）	• 紫杉醇類 (taxanes)：Docetaxel、Paclitaxel • 長春花生物鹼 (vinca alkaloids)：Vinblastine、Vincristine、Vinorelbine

表 14-2　細胞週期非專一性 (cell cycle non-specificity, CCNS) 藥物

細胞週期	功能	作用藥物
非特定時期	可殺死細胞週期中分裂的細胞，也可殺死不處於細胞週期階段的細胞	• 烴化劑 (alkylating agents)：Busulfan、Chlorambucil、Lomustine、Mechlorethamine、Procarbazine、Carmustine、Cyclophosphamide、Cisplatin、Melphalan • 抗生素類抗腫瘤藥 (antitumor antibiotics)：Dactinomycin、Daunorubicin、Epirubicin、Doxorubicin、Mitomycin、Belomycin、Mitoxantrone • 荷爾蒙類抗腫瘤藥

課後複習

1. 接受癌症化學療法後，常會有的副作用不包括下列何者？
   (A) 噁心、嘔吐
   (B) 掉髮
   (C) 骨髓抑制
   (D) 過敏反應

2. 下列何種抗癌藥比較不會有骨髓抑制的副作用？
   (A) Vinblastine
   (B) Doxorubicin
   (C) Cyclophosphamide
   (D) Bleomycin

3. 下列何者為太平洋紫杉醇 (taxol) 之衍生物，可用於治療卵巢癌及轉移性乳癌？
   (A) Vincristine
   (B) Paclitaxel
   (C) Doxorubicin
   (D) Dactinomycin

4. 下列抗癌藥物，何者結構與核酸類似，可以抑制核酸的生合成？
   (A) Methotrexate
   (B) 6-Mercaptopurine
   (C) Taxol
   (D) Mechlorethamine

5. 下列何種藥物之結構為葉酸類似物 (folic acid analog)，並可有效治療子宮絨毛膜癌？
   (A) Fluorouracil (5-FU)
   (B) Cyclophosphamide
   (C) Vincristine
   (D) Methotrexate

6. 病人使用抗癌藥物中之 Doxorubicin (Adriamycin®)，可能產生下列何種特殊副作用？
   (A) 周邊神經炎
   (B) 腎功能不良
   (C) 心臟毒性
   (D) 高血糖

7. 下列哪一個抗癌藥物作用機轉為抑制 DNA 合成而作用於細胞週期之 S phase？
   (A) Cyclophosphamide
   (B) Ara-C
   (C) Paclitaxel
   (D) Cisplatin

CHAPTER 14

8. 抗癌藥物的合併療法 MOPP，其中「O」是指下列哪種藥物？

(A) Vinblastine

(B) Vincristine

(C) Doxorubicin

(D) Ondansetron

9. 何種抗癌藥物烴化劑須經肝臟活化後，才可產生烴化作用，且可能造成出血性膀胱炎？

(A) Mechlorethamine

(B) Chlorambucil

(C) Busulfan

(D) Cyclophosphamide

10. 下列何種抗癌藥物屬抗代謝藥物，對細胞週期 S 期具專一性？

(A) Cyclophosphamide

(B) Bleomycin

(C) Vincristine

(D) 5-Fluorouracil

11. 有關抗癌藥 Topotecan 的敘述，下列何者錯誤？

(A) 主要作用為抑制葉酸的合成

(B) 用於治療轉移性卵巢癌

(C) 可與 Cisplatin、Paclitaxel 合併使用

(D) 副作用包括腹瀉、噁心、嘔吐等

12. 下列何者可抑制癌細胞之 topoisomerase II，進而抑制細胞週期於 late S-G2 phase？

(A) Cyclophosphamide

(B) Vinblastine

(C) Gefitinib

(D) Etoposide

13. 抗癌藥物 Paclitaxel 干擾腫瘤細胞生長的藥理機制為何？

(A) 抑制腫瘤細胞 topoisomerase I，導致 DNA 斷裂

(B) 與腫瘤細胞內 tubulin 結合，阻礙細胞分裂

(C) 干擾 asparagine 之生成，導致核苷酸無法合成

(D) 干擾葉酸生成，造成核苷酸無法產生

14. 有關 Paclitaxel 的敘述，下列何者錯誤？

    (A) 可用來治療卵巢癌與乳癌

    (B) 肝功能不全者應該調整劑量

    (C) 副作用包括 neutropenia 與過敏反應

    (D) 主要是屬於烷基化 (alkylating) 類藥物，會使 DNA 烷基化

15. 下列抗癌藥物中，何者對細胞週期之 M 期有專一性抑制作用？

    (A) Cyclophosphamide   (B) Bleomycin

    (C) Vincristine   (D) 5-Fluorouracil

16. 有關抗癌藥物之敘述，下列何者錯誤？

    (A) 烴化劑 (alkylating agents) 會直接破壞 DNA，使細胞無法複製

    (B) 護理人員處理 Doxorubicin 若不慎滲漏時，可能傷及正常皮膚

    (C) Cisplatin 可與二氫葉酸還原酶 (DHFR) 結合，以抑制 DNA 之合成

    (D) Doxorubicin 會產生自由基，因而有傷害心臟的副作用

17. Leucovorin 常用於降低下列何種抗癌藥物之副作用？

    (A) Cladribine   (B) Cytarabine

    (C) Methotrexate   (D) Fludarabine

18. 下列何種抗癌藥物，對細胞週期具有專一性作用？

    (A) Etoposide   (B) Cisplatin

    (C) Carmustine   (D) Cyclophosphamide

19. 下列何者的藥理作用機轉是抑制細胞內微小管 (microtubule) 的聚合，並具有較低的骨髓抑制作用？

    (A) Colchicine   (B) Docetaxel

    (C) Vinblastine   (D) Vincristine

CHAPTER
14

20. 抗癌藥物中，下列何者有明顯的周邊神經毒性與肝毒性？

(A) Busulfan

(B) Cisplatin

(C) Doxorubicin

(D) Oxaliplatin

21. 下列何種抗癌藥物屬於單株抗體？

(A) Topotecan

(B) Tamoxifen

(C) Trastuzumab

(D) Ifosfamide

22. 癌症標靶用藥 Gefitinib 主要治療非小細胞肺癌 (non-small-cell lung cancer)，其標靶作用點為何？

(A) 表皮生長因子 (EGF) 受體之 tyrosine kinase 酵素

(B) 血管內皮生長因子 (VEGF) 受體之 tyrosine kinase 酵素

(C) 血小板衍生生長因子 (PDGF) 受體之 tyrosine kinase 酵素

(D) 淋巴激素 (IL-2) 受體之 mTOR 酵素

23. 下列何種藥物可抑制 tumor tyrosine kinase 活性，因而可用於 chronic myeloid leukemia 及 gastrointestinal stromal tumor？

(A) Irinotecan

(B) Etoposide

(C) Palcitaxel

(D) Imatinib

24. 下列何者最可能引發胎兒畸形 (teratogenic)，禁用於懷孕婦女？

(A) Heparin

(B) Hydralazine

(C) Cholestyramine

(D) Cyclophosphamide

解答：

1.D	2.D	3.B	4.B	5.D	6.C	7.B	8.B	9.D	10.D	11.A	12.D	13.B	14.D	15.C	16.C	17.C	18.A	19.D	20.D
21.C	22.A	23.D	24.D																

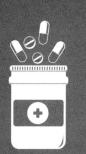

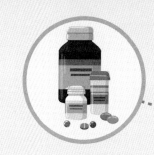

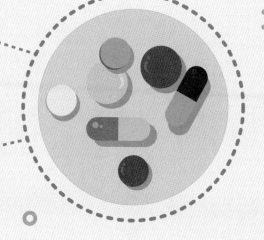

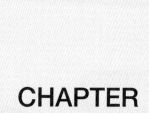

CHAPTER **15**

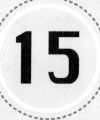

毒物學

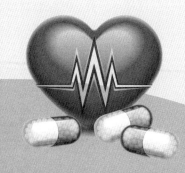

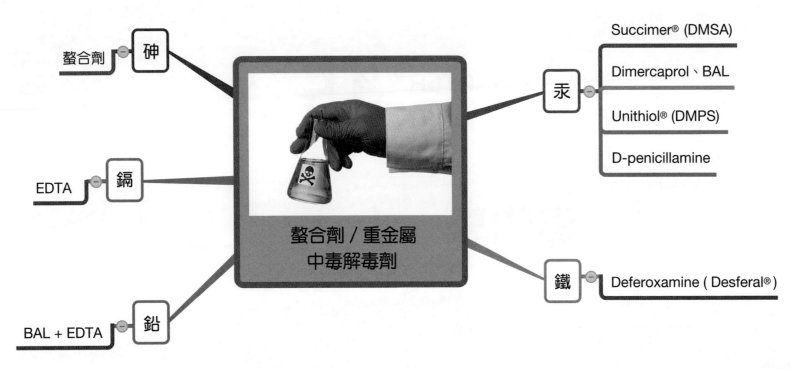

螯合劑 ── 砷

EDTA ── 鎘

BAL + EDTA ── 鉛

螯合劑 / 重金屬
中毒解毒劑

汞
- Succimer® (DMSA)
- Dimercaprol、BAL
- Unithiol® (DMPS)
- D-penicillamine

鐵
- Deferoxamine (Desferal®)

▲ BAL：British antilewisite。
▲ EDTA：Ethylene-diamine-tetra-acetate。

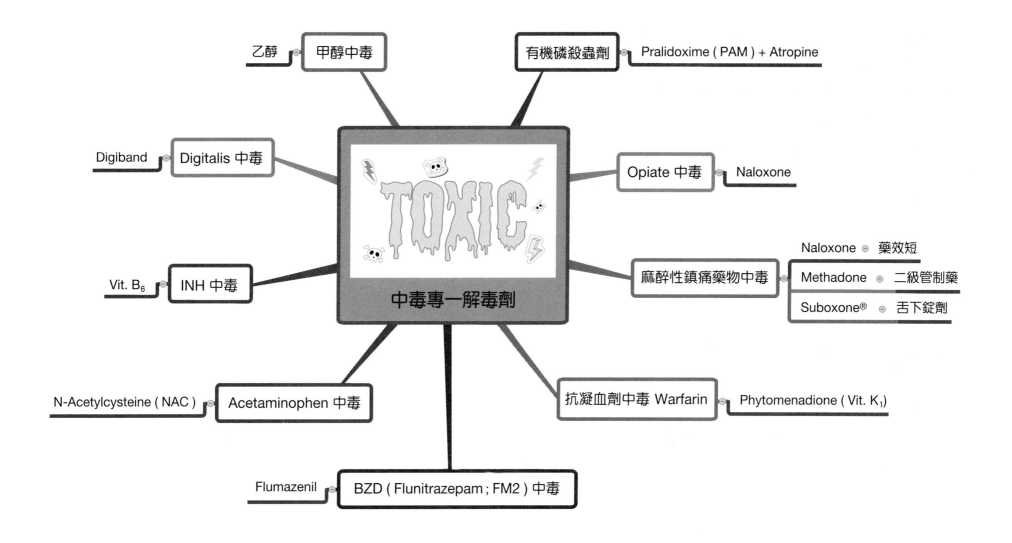

乙醇 ─ 甲醇中毒

有機磷殺蟲劑 ─ Pralidoxime（PAM）+ Atropine

Digiband ─ Digitalis 中毒

Opiate 中毒 ─ Naloxone

Vit. B_6 ─ INH 中毒

麻醉性鎮痛藥物中毒
- Naloxone ─ 藥效短
- Methadone ─ 二級管制藥
- Suboxone® ─ 舌下錠劑

中毒專一解毒劑

N-Acetylcysteine（NAC）─ Acetaminophen 中毒

抗凝血劑中毒 Warfarin ─ Phytomenadione（Vit. K_1）

Flumazenil ─ BZD（Flunitrazepam；FM2）中毒

課後複習

1. 下列關於活性碳 (activated charcoal) 的敘述，何者為非？

   (A) 吸收毒物的能力與其表面積有關

   (B) 對於腐蝕性的酸中毒，療效很好

   (C) 不能與鐵、鋰結合

   (D) 口服劑量應是中毒藥物劑量的十倍

2. 下列為重金屬及其螯合劑 (chelator) 的配對，何者錯誤？

   (A) 銅—deferoxamine (B) 鉛—EDTA

   (C) 砷—DMSA (D) 汞—BAL

3. 鉛中毒的最佳解毒劑是？

   (A) Deferoxamine (B) EDTA

   (C) Pralidoxime (PAM) (D) Penicillamine

4. 何者用於對抗 Warfarin 中毒之流血不止？

   (A) Aspirin (B) Heparin

   (C) Protamine (D) Vitamin K_1

5. 服用假酒（甲醇）而中毒，須投予何藥解毒？

   (A) 乙醚 (B) 乙烯

   (C) 乙醇 (D) 乙醛

6. 何者是 Acetaminophen 中毒之解毒劑？

   (A) Naloxone (B) N-acetylcysteine

   (C) Amyl nitrite (D) 純氧 (oxygen)

7. 巴拉松 (parathion) 中毒時的解毒劑為？

   (A) Physostigmine

   (B) Atropine

   (C) Naloxone

   (D) Sodium thiosulfate

8. 下列重金屬與其螯合劑 (chelators) 的配對中，何者為非？

   (A) 鐵－ Deferoxamine

   (B) 銅－ Penicillamine

   (C) 砷－ EDTA

   (D) 鉛－ BAL

9. 下列有關藥物中毒與其解毒劑之配對，何者不正確？

   (A) Atropine：Physostigmine

   (B) Isoniazid：Pyridoxamine

   (C) Acetaminophen：N-acetylcysteine

   (D) Iron：Deferoxamine

10. 銅中毒的最佳解毒劑是？

    (A) Deferoxamine

    (B) EDTA

    (C) PAM

    (D) Penicillamine

11. 下列何者是鐵劑中毒時，所用之解毒劑？

    (A) Dimercaprol

    (B) Edetate disodium

    (C) Phosphate

    (D) Deferoxamine

CHAPTER
15

12. 下列藥物中毒的解毒劑 (antidote)，何者為非？

(A) Benzodiazepines-Flumazenil

(B) Opiates-Naloxone

(C) Isoniazid-N-Acetylcysteine

(D) Methanol-Ethanol

13. 東京地鐵沙林 (sarin) 毒氣中毒事件，若以藥理學觀點解釋，沙林與哪一類毒物作用相似？

(A) 罐頭的肉毒桿菌毒素

(B) 有機磷農藥

(C) 未處理好的河豚生魚片毒素

(D) 汽車廢氣的一氧化碳

解答：

1.B	2.A	3.B	4.D	5.C	6.B	7.B	8.C	9.B	10.D	11.D	12.C	13.B						

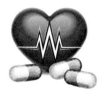

MEMO:

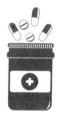

國家圖書館出版品預行編目資料

藥理學總複習：心智圖解析／林玫君, 陳姮蓉
編著. -- 初版. --新北市:新文京開發出版股份
有限公司, 2023.09
　　面；　公分

　　ISBN　978-986-430-966-5（平裝）

　　1.CST: 藥理學

418.1　　　　　　　　　　　　　112013627

藥理學總複習－心智圖解析　　（書號：B469）

編 著 者	林玫君　陳姮蓉
出 版 者	新文京開發出版股份有限公司
地　　址	新北市中和區中山路二段 362 號 9 樓
電　　話	(02) 2244-8188（代表號）
Ｆ　Ａ　Ｘ	(02) 2244-8189
郵　　撥	1958730-2
初　　版	2023 年 9 月 20 日

ISBN　978-986-430-966-5

新文京開發出版股份有限公司

NEW
WCDP

新世紀 · 新視野 · 新文京 — 精選教科書 · 考試用書 · 專業參考書